新型微秒电脉冲不可逆电穿孔消融技术原理及应用

姚陈果　赵亚军　刘红梅　董守龙　吕彦鹏　著

科学出版社

北京

内 容 简 介

本书介绍了不可逆电穿孔治疗肿瘤技术的基本原理、发展现状以及未来发展趋势,力求深入浅出地阐释该新兴肿瘤治疗方法的发展历程。全书共6章,分别介绍了不可逆电穿孔肿瘤消融技术的发展、不可逆电穿孔肿瘤消融基本原理、传统不可逆电穿孔肿瘤消融面临的问题、新型不可逆电穿孔肿瘤消融模式及其治疗计划,最后介绍了不可逆电穿孔肿瘤消融技术研究的最新进展及其未来发展方向。本书在撰写过程中得到了电气工程、生物工程、临床医学等多学科领域专家的大力支持,保证了书中内容的科学性与严谨性。

本书适合对不可逆电穿孔肿瘤消融技术感兴趣的读者以及相关领域的科研工作者、临床医师阅读参考,以期帮助读者了解该新技术的提出、发展以及现存主要问题和未来发展方向。

图书在版编目(CIP)数据

新型微秒电脉冲不可逆电穿孔消融技术原理及应用 / 姚陈果等著. —北京:科学出版社,2023.9

ISBN 978-7-03-076259-7

Ⅰ. ①新⋯ Ⅱ. ①姚⋯ Ⅲ. ①肿瘤-电疗法 Ⅳ. ①R730.5

中国国家版本馆CIP数据核字(2023)第158556号

责任编辑:张海娜 纪四稳 / 责任校对:王萌萌
责任印制:肖 兴 / 封面设计:图阅社

科 学 出 版 社 出版
北京东黄城根北街 16 号
邮政编码:100717
http://www.sciencep.com

北京中科印刷有限公司 印刷
科学出版社发行 各地新华书店经销

*

2023 年 9 月第 一 版 开本:720 × 1000 B5
2024 年 1 月第二次印刷 印张:12 3/4
字数:253 000

定价:128.00 元
(如有印装质量问题,我社负责调换)

前　言

　　癌症一直以来是人类健康的主要威胁之一，数据显示，我国癌症发病率与死亡率均居于世界前列，然而在癌症治疗创新型手段方面却与欧美国家存在一定差距。传统的手术、放疗、化疗等已难以满足当前人们对良好疗效和长期预后的需求，物理热消融仍面临热沉效应及治疗选择性不佳的技术瓶颈，因此发展出一种具有良好选择性、非热消融原理的新型肿瘤治疗方法成为一种迫切需求，符合《国家创新驱动发展战略纲要》中对发展先进有效、安全便捷的健康技术的任务需求，对于推进健康中国建设具有重要战略意义。

　　早在20世纪90年代初，重庆大学孙才新院士基于多年的高电压理论与实验研究经验，敏锐地洞察到高压脉冲电场的生物医学效应，并创新性地开展了利用脉冲电场杀伤肿瘤细胞的探索性研究，发现了高压脉冲电场诱导细胞不可逆电击穿并引起细胞非热死亡的作用机制，开辟了高压脉冲电场非热消融肿瘤研究的新天地。作者所属孙才新院士团队在国家自然科学基金的持续资助下，长期从事高压脉冲电场生物医学效应的基础及应用研究工作，并于2002年首次公开发表了不可逆电击穿(不可逆电穿孔)肿瘤治疗的研究成果，受到加利福尼亚大学伯克利分校Boris Rubinsky教授的高度评价。随后，国内外学者相继在该领域开展了大量研究工作。美国AngioDynamics公司率先推出了首台不可逆电穿孔肿瘤消融的商业化医疗设备纳米刀(NanoKnife)，已应用于临床肿瘤消融治疗中。随着纳米刀临床应用的不断推进，肌肉收缩、部分区域消融不彻底、消融面积有限等问题日益突出，在很大程度上限制了不可逆电穿孔肿瘤消融技术的进一步推广与发展。

　　近年来，为了解决不可逆电穿孔临床应用中存在的上述关键问题，国内外研究团队相继开展了诸多研究工作。作者团队也针对性地提出了多种新型治疗方案并开展了大量的研究工作，取得了一定的研究成果。其间，作者团队与国内外知名研究团队保持了长期的良好交流和合作关系，如加利福尼亚大学伯克利分校Boris Rubinsky教授团队，弗吉尼亚理工大学Rafael V. Davalos教授团队，重庆医科大学胡丽娜教授、熊正爱教授、唐均英教授团队等，本书中部分内容也是与以上团队共同合作研究获得的创新性成果。此外，国内如中国人民解放军总医院、浙江大学医学院附属第一医院、上海交通大学医学院附属仁济医院、暨南大学附属复大肿瘤医院等单位也相继开展了不可逆电穿孔肿瘤消融技术的相关研究。可见，不可逆电穿孔临床应用正进一步促进不可逆电穿孔治疗肿瘤理论的深入与技术的不断更新，相关研究展现出蓬勃之势。

然而，目前介绍不可逆电穿孔肿瘤消融技术的相关科普读物或教材极为有限，与当前该技术研究的快速发展态势并不相称，相关专业基础理论知识体系尚未建立，使得不可逆电穿孔理论与技术仅掌握在基础前沿研究人员手中，而真正使用该技术的临床医师对此却缺乏深入理解，不利于该技术的长期发展及其应用领域的拓展。因此，作者认为有必要撰写一部面向我国读者，尤其是与该技术应用密切相关的研究人员和临床医师，系统介绍不可逆电穿孔肿瘤消融新技术的基本原理、发展历程以及未来发展趋势的读物。本书总结了作者团队二十余年在不可逆电穿孔领域的研究成果，概括了国内外相关团队在该领域的研究进展，并得到了前文所述国内外合作团队的鼎力支持，在此表示衷心感谢。

全书共 6 章，第 1 章主要介绍我国癌症治疗面临的严峻形势及癌症治疗的传统手段和新型物理治疗方法，重点介绍基于电能的肿瘤疗法，突出脉冲电场疗法的非热特点；综述不可逆电穿孔技术的前期基础研究、临床推广，并指出该技术目前亟须解决的难点问题。第 2 章具体介绍不可逆电穿孔肿瘤消融基本原理及研究现状，分析现存难点问题的根本原因，并提出相应的解决方案。第 3 章引入高频双极性脉冲不可逆电穿孔肿瘤消融新方案，多角度全面阐述该新型不可逆电穿孔方法。第 4 章针对不可逆电穿孔临床应用中消融区域较小的问题，介绍一种多序列组合脉冲不可逆电穿孔组织消融方法，详细阐述多序列组合脉冲不可逆电穿孔的理论及实验研究。第 5 章叙述新型不可逆电穿孔肿瘤消融术前治疗计划的制定以及一种基于生物组织阻抗谱变化的疗效评估手段。第 6 章综述不可逆电穿孔肿瘤消融国内外研究团队的最新进展，并给出不可逆电穿孔今后的发展趋势。

本书内容紧密结合作者团队研究工作，由长期致力于不可逆电穿孔一线研究工作的博士研究生撰写草稿，他们的研究方向涉及硬件研制、数值模拟、生物医学效应检测与分析等多方面。此外，撰写过程中还得到了国内外多学科专家的大力协助，包括工作在一线的临床医师、耕耘于研究前沿的多学科研究人员，他们分别从实际应用、基础理论、现象解释等多个角度提出了宝贵的修改意见，保证了书中内容的科学性与严谨性。同时，为了兼顾向一般读者科普不可逆电穿孔肿瘤消融技术的思想，作者团队力求采用简练、朴实的语言，系统、全面地介绍不可逆电穿孔肿瘤消融新方法。希望本书可作为一般读者的科普读物和同行研究的参考用书，能够给读者以启迪帮助，为不可逆电穿孔肿瘤治疗的推广应用尽绵薄之力。

本书由姚陈果教授规划及统稿，赵亚军、刘红梅、吕彦鹏负责第 1 章内容的撰写，赵亚军、刘红梅负责第 2 章内容的撰写，董守龙、赵亚军、刘红梅负责

第 3 章内容的撰写，吕彦鹏负责第 4 章内容的撰写，赵亚军负责第 5 章内容的撰写，赵亚军、刘红梅负责第 6 章内容的撰写。

限于作者学识和水平，书中难免存在疏漏和不足之处，恳请广大读者和同行批评指正。

作　者

2023 年 5 月

目　　录

第1章 绪 论

1.1 肿瘤及其治疗方法

1.1.1 肿瘤及其严峻形势

肿瘤是机体在各种致癌因子的作用下，局部组织细胞出现过度增殖和异常分化而形成的新生物。根据新生物的细胞特性及对机体的危害程度，可将肿瘤分为良性肿瘤和恶性肿瘤两大类。癌症是起源于上皮组织的恶性肿瘤，占恶性肿瘤的90%以上，癌细胞不同于正常细胞，它不受新陈代谢规律控制而无节制地生长增殖，并且能够侵犯邻近正常组织并转移到远处的组织器官，影响机体功能[1,2]。

目前，癌症是严重威胁人民健康的主要公共卫生问题之一。根据世界卫生组织国际癌症研究机构(International Agency for Research on Cancer, IARC)发布的全球最新癌症数据：2020 年全球新发癌症病例 1929 万例，新增死亡病例 996 万例；其中，中国新发病例 457 万例，新增死亡病例超 300 万例，即每天约有1.25 万人确诊癌症，而每分钟有超过 5.7 人因癌症而离世[3]。因此，我国癌症的防治形势极其严峻[4]，针对肿瘤等重大疾病的诊疗技术及其医学前沿技术研发是广大科研工作者面向人民生命健康亟须攻关的重大医学及科研课题。

1.1.2 肿瘤的传统治疗方法

一直以来，生物学、医学以及物理学等多学科研究人员长期致力于癌症治疗领域的研究工作，力图寻求恶性肿瘤治疗的最佳方案。传统的肿瘤治疗手段主要包括手术治疗、放射治疗(简称放疗)和化学抗癌药物治疗(化学治疗，简称化疗)。

1. 手术治疗

手术一般被视为大多数恶性肿瘤首选的治疗方案，它主要适用于早期和中期局部性肿瘤的根除性治疗，也可用于晚期肿瘤的姑息性治疗。然而，手术对患者的创伤较大，肉眼难以发现的微小病灶或转移扩散的恶性肿瘤更是无法切除，加之某些部位肿瘤的手术开展难度非常大，难以实施。因此，手术更适合早期局部病灶，而且要尽量实现完全切除，否则残留的肿瘤细胞极易复发，导致总体治疗效果不佳。现有研究表明，手术可能会刺激肿瘤细胞的生长，从而加速肿瘤的转移，因此，对于已经出现转移扩散的中晚期肿瘤，手术不再适用[2]。

2. 放射治疗

放射治疗是指用放射性同位素的射线、X 射线治疗机产生的普通 X 射线、加速器产生的高能 X 射线，还有各种加速器所产生的电子束、质子、快中子、负 π 介子以及其他重粒子等来治疗恶性肿瘤。放射治疗能够杀死局部肿瘤细胞，尤其对于一些对放射线敏感的肿瘤，如鼻咽肿瘤等，可作为首选的治疗方法。与手术治疗一样，放射治疗也属于局部治疗肿瘤的方法。然而，放射治疗的一个基本特征是射线在杀死肿瘤细胞的同时，也会对正常细胞组织造成一定程度的损伤，因此其副作用也较为明显。除此之外，放射治疗后肌肉和神经损伤的后遗症较多，恢复难度也较大。因此，放射治疗主要用于恶性肿瘤局部肿块的控制。

3. 化学治疗

化学治疗是使用化学物质破坏脱氧核糖核酸(deoxyribonucleic acid, DNA)抑制有丝分裂来诱导细胞凋亡，杀死快速分裂的肿瘤细胞，并通过定期、剂量控制的数次疗程，让肿瘤继续缩小，从而达到治疗、延长患者生存周期的目的。20 世纪 80 年代以后，化疗药物的种类不断丰富，配伍不断完善，新的化疗药物更是层出不穷，使得肿瘤化学治疗的效果愈加显著。相较于手术和放射治疗，化学治疗具有独特的优势：①全身性。手术治疗及放射治疗只是局部治疗，尤其是手术治疗对造血系统以及发生转移的实体瘤等的全身治疗无能为力；而化学治疗能起到全身治疗的效果。②降低复发率。手术治疗和放射治疗往往难以彻底消灭亚临床的肿瘤细胞，治疗后常有复发，辅助化学治疗可提高手术治疗及放射治疗的治愈率，降低治疗后的复发率[5]。因此，化学治疗一般用于对化疗药物敏感的癌症如白血病和淋巴瘤等的根治性治疗，也用于手术和放射治疗后的辅助性治疗以预防复发和转移，更是一些有全身扩散倾向的肿瘤或已经转移的中晚期肿瘤的主要治疗手段[5]。

同时，化学治疗也存在影响其疗效的难以克服的问题：药物治疗的选择性、毒性作用以及抗药性等。几乎所有的抗癌药物在治疗过程中杀伤肿瘤细胞的同时，也会杀伤正常的组织细胞，尤其是增殖旺盛的骨髓造血细胞及胃肠道细胞，一方面限制了药物的剂量，另一方面常常导致患者免疫功能下降；并且，化疗药物剂量越大，毒性越大，副作用越强，会严重影响患者生活质量；另外，抗药性的存在和产生往往使得治疗后期在原发及周边部位，甚至远端转移性复发，也是化学治疗失败的主要原因之一[5]。

总体而言，化学治疗和放射治疗常常作为手术切除的补充，消除残余病灶。肿瘤的传统疗法在目前的肿瘤治疗中仍占有较大比重，但是人们对微创、副作用小、并发症少的新型疗法的追求，促使广大科学工作者协同合作，共同在肿瘤治疗新方法方面实现重大突破[6,7]。

1.1.3 肿瘤的微创物理治疗方法

随着人们健康意识的增强以及社会医疗保健水平的提高，大部分肿瘤有望在早期得到及时发现和诊断，以微创医疗为特征的新型物理治疗手段如激光、冷冻、热疗等应运而生，并在临床中得到了广泛应用。这些方法打破了内科医生和外科医生的界限，也改变了临床科室与辅诊科室的专业领域，要求各科医生越来越紧密地和介入、影像、计算机及基础医学相结合。根据采用的物理因子的不同，主要有以下几种物理消融方法。

1. 光动力治疗

光动力治疗(photodynamic therapy, PDT)是 20 世纪 70 年代末开始形成的一项治疗肿瘤的新技术[8]。PDT 属于光医学范畴，它的作用基础是光动力效应。它采用特定波长的激光照射肿瘤部位，使聚集在肿瘤组织的光敏药物激化，激化态的光敏剂又将能量传递给周围的氧，生成活性很强的单态氧，进而与附近的生物大分子发生氧化反应，产生细胞毒性导致细胞死亡，从而杀伤肿瘤细胞，即通过引发光化学反应达到消融肿瘤的目的[9]。光动力治疗作为一种微创疗法，主要用于治疗癌前期病变、早期癌或不能手术的肿瘤，对于累及口腔、食管、气管等浅表性肿瘤的治疗具有显著性优势。同时，由于光动力治疗严重依赖光敏剂，光敏剂的毒性在一定程度限制了它的应用[10]。

2. 冷冻治疗

冷冻治疗包括氩氦靶向治疗、液氮冷冻消融治疗和二氧化碳冷冻治疗。它是利用局部超低温引起病变细胞的机械性破坏或代谢性损伤而达到损毁病变组织的一种治疗方法[11,12]。冷冻治疗主要包括低温、冷冻、热融三个过程，其主要机制是：①细胞脱水和皱缩；②细胞电解质毒性浓度和 pH 值改变；③细胞膜脂蛋白成分变性；④细胞内冰晶形成和冰晶的机械性损伤；⑤血流瘀滞和微血管形成；⑥免疫效应等使得肿瘤细胞被杀死，达到肿瘤局部消融的目的。冷冻治疗技术由于具有速度快、损伤小、不出血等特点，临床上主要应用于肺癌、肾癌、肝癌等的手术配合。其缺点在于冷冻区边缘可能残存肿瘤细胞，成为复发来源，冷冻范围过大又可引起器官裂开及冷休克等严重并发症[6]。

3. 热消融

热消融是近五十年来迅速发展起来的一种新型肿瘤无创或微创技术，和医学影像技术紧密结合，治疗更精准、有效，目前在临床上已得到广泛的应用。其主要是利用多种形式的物理因子为治疗源，通过能量转换使得肿瘤靶区温度迅速升高至60℃以上，诱导机体肿瘤组织发生凝固性坏死，达到功能性切除的目的。根据物理因子的不同，热消融技术主要包括射频消融[13]、微波消融[14]、激光消融[10]以及聚焦超声消融[15]等。依据其临床优势，目前主要用于局部肿瘤组织消融或姑息性治疗。

总体而言，肿瘤的热消融属于单纯的物理消融，避免了化疗药物的毒副作用，并且治疗往往采用的是直径为毫米级的电极针或外置探头，实现了肿瘤的微创或无创消融。然而，该方法在消融热敏器官附近的肿瘤时存在一定的局限性，容易对邻近重要脏器造成损伤；同时，由于血管、淋巴等循环系统的散热效应，肿瘤部位的温度难以上升到消融所需温度，即"热沉效应"，使得治疗效果大打折扣[7]。为此，人们还在进一步寻找更为有效、非热的肿瘤微创疗法。

1.1.4 其他治疗方法

近年来，肿瘤的免疫疗法已经成为肿瘤研究领域的热点。肿瘤的免疫治疗是通过修复被肿瘤破坏的肿瘤-免疫循环中的相关环节，重启肿瘤-免疫循环，恢复抗肿瘤免疫应答，从而实现机体自主识别并清除肿瘤的一种肿瘤疗法。肿瘤免疫疗法理论上可以克服肿瘤快速变异，可适用于多种类型、多种变异的肿瘤的治疗；同时，肿瘤免疫疗法具有记忆功能，可维持长时间应答甚至可实现临床治愈；最后，肿瘤免疫疗法具有与其他治疗手段和药物联合使用的潜力，可进一步增强疗效，提高临床治愈率或患者生存率。根据修复的肿瘤-免疫循环环节的不同，肿瘤免疫疗法可以分为单克隆抗体类免疫检查点抑制剂疗法、治疗性抗体疗法、癌症疫苗疗法、细胞疗法和小分子抑制剂疗法等。不同的疗法对肿瘤的治疗效果也有所不同，如免疫检查点抑制剂主要针对黑色素瘤、消化道的恶性肿瘤或非小细胞肺癌。近年来，肿瘤免疫疗法好消息不断，目前已有多个肿瘤免疫治疗药物获得美国食品药品监督管理局(Food and Drug Administration, FDA)批准进入临床应用阶段。然而，肿瘤免疫疗法作为一种新兴的肿瘤疗法，仍存在诸多未知问题亟须解决，例如，免疫治疗药物并不能给所有患有同一种癌症的患者带来持久的临床效果。因此，为了进一步推进肿瘤免疫疗法的临床应用，还需继续深入研究其内在作用机制并逐步解决临床应用存在的重大挑战，如肿瘤免疫的主要驱动子、组织特异性肿瘤免疫、肿瘤免疫疗法的自身免疫毒性等[16]。

除以上常见肿瘤治疗手段，肿瘤基因疗法[17]、脉冲超声疗法[18]以及乙醇疗法[19]均在肿瘤治疗中展现出一定的应用前景，同时在临床应用中也面临着不同挑战，仍需更加广泛和深入的研究来推动上述方法的临床应用，本书在此不再赘述。

1.2 基于电场生物效应的新型治疗方法

众所周知，自然界中包含了六种基本能量形式，而上述的肿瘤治疗方法从传统治疗方法到微创新型治疗方法均利用了自然界除电能以外的五种能量形式(手术——机械能、放射疗法——核能、化学疗法和免疫疗法——化学能、热疗——热能、光疗——光能)，由于各方法的临床适应证限制和不足，不能很好地满足临床治疗的巨大需求。研究者逐渐把目光聚焦到自然界中另一个重要的物理能量——电能，认为如果把生物细胞或组织看作电介质，那么在一定强度的电场作用下，或可在肿瘤细胞或组织这一特殊的生物介质上诱导与以上基于光能、热能等物理方式完全不同的生物效应，为医学肿瘤治疗带来新的应用优势和突破口。本节主要介绍基于电能发展起来的几种新型肿瘤疗法及其应用和发展。

1.2.1 直流电场疗法

直流电场疗法是通过将低电压($0\sim25V$)、低电流($0\sim250mA$)的直流电通过电极施加于肿瘤组织，经过电解、电离、电泳、电渗等一系列的电化学反应改变肿瘤的生存环境，达到杀死肿瘤细胞从而消融肿瘤组织的目的。直流电场疗法在肿瘤治疗领域已取得了良好的成果并且在我国进行了临床试验研究[20,21]。直流电的抗肿瘤效应主要是依赖于电极与组织交界面的电化学反应(电解)产生的具有细胞毒性的粒子和引起的局部微环境的 pH 值变化，以此杀死肿瘤细胞并消融肿瘤组织。然而，电极表面的电化学反应主要依赖于电极的材料与施加环境[22]。如果阳极的材料是电化学可溶的(如铜)，那么阳极的电流主要来自金属的溶解，小部分的电流是基于氧化作用或者已在组织中溶解的特定离子的传输。阴极材料在施加电流期间会由于电化学溶解而受到保护，阴极的电化学反应主要是水分子分解成氢分子和羟基离子：

$$2H_2O+2e^- \rightleftharpoons H_2+2OH^- \tag{1-1}$$

在阳极与阴极产生的离子因浓度梯度扩散或者电势差扩散到周围组织中。在阳极附近，电化学反应产生的金属离子、氢离子以及含氧原子与氯原子等不同种类离子与分子都会对局部的生物组织产生毒性。氢氧根离子以及氢分子在阴极都是具有强破坏性的反应物。电化学反应产物也会与生物组织中有机、无机成分产生反应，从而形成新的有毒反应物。例如，氯气会与水反应形成次氯酸、氯化物和氢离子。此外，一些副反应也能够增加有毒自由基含量，从而使肿瘤细胞对直流电场疗法更加敏感。

电极周围局部生物组织的 pH 值在直流电场疗法治疗前后会发生显著改变，某些重要的蛋白质会变质或者沉淀[23]。理论分析也表明在直流电作用下，电极附近会出现极端的 pH 值环境[24]。电极附近的极端 pH 值环境也有可能会造成生物组织发生电凝，阻碍血液流通。上述推断或可解释直流电场疗法的抗肿瘤效应[25]。

虽然直流电场疗法的机理尚未完全明确，但是临床试验表明其能够有效消融肿瘤组织，尤其是对无法手术切除的大尺寸肿瘤及对放疗、化疗具有抵抗性的患者，具有重要的临床应用价值。该方法具有简便易行、安全有效、创伤小等明显优势，但是其临床治疗过程较长，一般需要持续数十分钟至数小时。同时，电解造成的局部 pH 值变化或者生成的有毒化合物可能对正常组织造成一定损伤，并不适用于所有器官肿瘤的消融。

1.2.2　交变电场疗法

电场对生物细胞、组织功能的影响在生物电磁学领域已有充分的研究。直流或者低频交流（<1kHz）可影响兴奋细胞的细胞膜极化，从而影响其功能表达，因而其生物医学应用主要针对包括神经、肌肉等组织；高频电场（>1MHz）可引起极化分子的快速振动，因而其主要诱导组织产热，用于组织热疗法，如射频、微波肿瘤消融。近年来，研究发现中频电场会破坏肿瘤细胞有丝分裂，进而抑制肿瘤细胞增殖，促进了肿瘤治疗电场（tumor treating field, TTF）物理疗法的发展[26,27]。

TTF 已被证明对多种人类及啮齿类动物肿瘤细胞株（恶性黑色素瘤、神经胶质瘤、肺癌、前列腺癌、乳腺癌等）的增殖具有显著的抑制作用[28,29]。理论分析、离体和在体实验都进一步证实了 TTF 抑制肿瘤细胞增殖的效果且没有发现系统性的副作用[30]。由于不同的肿瘤类型对应着特定的电场频率，可通过频率调节的方式达到 TTF 治疗不同肿瘤的目的。研究发现，频率为 200kHz、场强为 0.7V/cm 的 TTF 可以有效抑制胶质瘤细胞增殖[31]。2000 年，美国 Novocure 公司研制了一套专门用于神经胶质瘤治疗的装置，该装置包括两个部分，即 TTF 脉冲源（Novo TTF-100A）和传感器阵列，前者用于产生 TTF，后者用于将 TTF 传导至人体。随后，多院校联合开展了 TTF 治疗神经胶质瘤的临床试验，237 例神经胶质瘤患者随机分为 Novo TTF-100A 治疗组（120 例）和有效控制化学治疗组（117 例）。Novo TTF-100A 治疗和化疗后，患者的平均存活期分别为 6.3 个月和 6.4 个月，二者没有明显的统计学差异；但 Novo TTF-100A 治疗后患者的生存质量较化疗明显提高。2011 年 Novo TTF-100A 被 FDA 批准用于神经胶质瘤的治疗。

美国阿拉巴马大学的 Barbault 等[32]采用调幅电磁场（amplitude-modulated electromagnetic field, AM-EMF）治疗不同类型的肿瘤，通过一种无创的生物反馈系统获取不同肿瘤的敏感频率。携带不同肿瘤类型的 163 位患者接受了 AM-EMF 治疗，在频率区间 1Hz～114kHz 设定 1524 个频点进行扫描治疗。结果表明，大部分的频率只对一种肿瘤有效。随后利用优选频率的 AM-EMF 治疗 28 位患者，其中一位乳腺癌已转移至肾上腺的患者完全康复且存活 11 个月；另一位乳腺癌转移至肝脏的患者也表现出较好的治疗效果，术后存活时间长达 13.5 个月。2009 年，Kirson 等[33]在小鼠恶性黑色素瘤和新西兰大白兔 VX-2 肿瘤模型中证实了 TTF 抑制实体肿瘤向肺部转移的潜力。2010 年，Schneiderman 等[34]的研究表明，单独使用 TTF 或与紫杉醇、阿霉素联合使用均能有效降低肿瘤细胞原型和多耐药细胞亚系的活力，有望成为耐药肿瘤的有效治疗手段。2014 年，Giladi 等[35]研究了 TTF 联合培美曲塞、顺铂或紫杉醇治疗小鼠 Lewis 肺癌和 KLN205 鳞状肺癌的疗效，并将其与仅使用单一药物治疗小鼠的疗效进行了比较，结果表明与单一药物对照组相比，TTF 与这些治疗药物联合治疗提高了治疗效果。2017 年，Stupp 等[36]在一项包含了 637 名患者的临床试验中发现，在单独使用替莫唑胺组和 TTF-替莫唑胺联用组之中，中位无进展生存期分别为 4.0 个月和 6.7 个月，中位总生存期分别为 16.0 个月和 20.9 个月。同时，近年来，Novocure 公司也进一步开展了 TTF 用于其他类型肿瘤的研究，已证明 TTF 在包括肺癌、卵巢癌、肝癌、间皮瘤、胰腺癌、颅内转移瘤等在内的 18 种实体肿瘤中具有抗有丝分裂的作用，目前正在开展利用 TTF 单一疗法及其联合疗法对多种肿瘤进行治疗的临床试验工作，表现出良好的治疗前景。综上所述，TTF 治疗肿瘤技术具有安全可靠、操作简单、副作用小等独特优势，但 TTF 仅抑制肿瘤细胞的增殖并不杀伤肿瘤细胞，在一定程度上属于肿瘤的姑息性治疗，因此适用于晚期以及转移瘤的治疗，以提高患者的生存质量。

1.2.3　脉冲电场疗法

研究发现，正常情况下细胞膜结构(图 1.1(a))在外加脉冲电场作用下，其磷脂分子受到电场刺激会发生移动并重新排列，形成一定尺寸的微孔。在微孔形成初期，一些小分子可以进出细胞，如图 1.1(b)所示，形成疏水性微孔；随着电场刺激时间和强度的增加，分子重新排列增多，微孔尺寸也逐渐增大，使大分子和大量水分子可以进出细胞，从而形成亲水性的微孔，如图 1.1(c)所示。这种脉冲电场作用下的细胞膜表面出现微孔的现象称为"电穿孔"。电穿孔发生后，细胞膜通透性与电导率显著增加，从电学角度分析类似于细胞膜绝缘被击穿，因而也称该现象为细胞膜的"电击穿"。

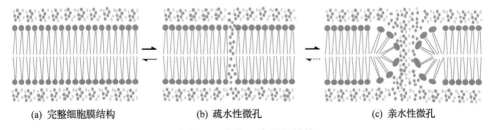

(a) 完整细胞膜结构　　　(b) 疏水性微孔　　　(c) 亲水性微孔

图 1.1　磷脂双分子层结构

根据外加脉冲场强的不同，细胞膜电穿孔也表现出一定的差异性。当脉冲剂量较低时，细胞膜上的微孔在脉冲撤去后能够自我恢复，该过程称为可逆电穿孔(reversible electroporation, RE)；脉冲强度足够高，细胞膜表面的微孔在脉冲电场撤去后不能自我恢复，最终导致细胞死亡的过程称为不可逆电穿孔(irreversible electroporation, IRE)。在肿瘤治疗领域，根据两种不同的穿孔形式，分别衍生出了以可逆电穿孔为技术基础的直流电化学疗法、基因疗法以及以不可逆电穿孔为原理的脉冲电场肿瘤疗法。

脉冲电场肿瘤疗法区别于直流电化学疗法，能够大大降低电极附近化学反应对组织的影响。另外，由于其以脉冲的方式施加，能够避免热损伤对组织的影响。此外研究发现，脉冲电场对组织影响的范围可以根据组织的不同电气特性通过脉冲电场参数控制，通常情况下仅需几个到几十个脉冲便可以达到治疗效果，所以脉冲电场肿瘤疗法具有非热、可控、选择性强以及治疗快捷的优势。因此，本书主要围绕基于高压脉冲电场电穿孔技术的肿瘤治疗方法展开叙述，重点介绍高压脉冲电场诱导不可逆电穿孔肿瘤消融技术，从不可逆电穿孔肿瘤消融的提出、国内外研究现状和发展，以及针对应用中的难点问题而提出的新一代不可逆电穿孔技术等多角度，详细阐述不可逆电穿孔技术在肿瘤消融领域的应用，为初涉本领域或对本领域感兴趣的读者提供一个相对全面和系统深入的介绍。

1.3 脉冲电场肿瘤治疗方法

1.3.1 可逆电穿孔疗法

可逆电穿孔技术在生物医学领域已有广泛的应用，包括基因电转染、微生物灭活、电基因疗法、电化学疗法等，其中在肿瘤治疗领域的应用主要是基于可逆电穿孔的基因疗法和电化学疗法，以下将对这两种疗法进行介绍。

1. 基于可逆电穿孔的基因疗法

动物细胞的基因电转移不仅广泛用于建立各种转化细胞株，而且可用于遗传疾病和肿瘤的基因治疗。电基因疗法(electro-gene therapy, EGT)是利用短时高压电脉冲引起细胞膜电穿孔，联合注射携带目的基因的质粒，在体内进行高效基因转移的非病毒介导方法。目前此项技术已用于肿瘤治疗，可将具有杀伤或增强免疫功能的基因以及肿瘤抑制基因导入肿瘤细胞内，获得抗肿瘤的疗效。1998 年，Liau 等[37]采用该方法治疗了鼠颅内神经胶质瘤。2001 年，Tamura 等[38]对 CT26 结肠癌细胞皮下移植动物模型采用电基因疗法导入编码为 IL-12(白细胞介素-12)的质粒 DNA，Kishida 等[39]采用 IL-12 和 IL-18 基因联合电基因疗法对 B6 小鼠黑色素瘤进行了治疗，均取得了良好的治疗效果。

2004 年开始，美国南佛罗里达大学 H. Lee Moffitt 癌症中心首次在转移性黑色素瘤患者中开展电转染 IL-12 I 期临床剂量升级试验[40]。患者在治疗第 1、5、8 天注射质粒 IL-12 DNA 后立即给予一定剂量电脉冲，24 例患者接受了 7 个剂量水平的治疗。治疗后组织切片显示质粒剂量与 IL-12 蛋白水平呈正相关，伴有显著细胞坏死和淋巴细胞浸润；2 例患者肿瘤完全消退，8 例患者病情稳定或仅有局部反应，全身毒性作用微弱。这是利用电穿孔转染基因的临床试验的首次报道。

2005 年，美国 Vical 公司进行了电转染 IL-2 治疗黑色素瘤的 I 期临床试验，以评估该治疗方案的安全性和耐受性[41]。两年后公布了 19 例受试者暂时性治疗结果，表明该方法安全、有效，且无与药物及脉冲处理相关的严重不良事件发生，受试者对治疗耐受性良好。

英国南安普敦大学开展了肌肉内电穿孔接种疫苗治疗前列腺癌的临床试验[42]。美国默克公司也发起了肌肉内电穿孔传递 HER-2 (人表皮生长因子受体-2) 和 CEA (癌胚抗原) 的 I 期临床试验[43]。

Gehl[43]和 Tjelle 等[44]分别系统提出了基因电转染临床试验协议草案，对协议的运作、患者知情同意、处理部位麻醉和消毒、DNA 注射和电脉冲给予等都进行了比较详细的介绍，对临床试验的开展有一定的指导意义。

美国欧道明大学 Frank Reidy 生物电研究中心也进行了电基因免疫疗法治疗黑色素瘤临床试验[45]，电转染 IL-12 后绝大部分肿瘤组织产生显著细胞坏死，组织切片中可见明显的炎症细胞浸润。同时试验证实该方法安全，无 3 级或 4 级毒性作用相关报道。

基因疗法可治疗多种肿瘤，基于电穿孔的基因疗法在欧洲多国已进行临床应用[42,46-50]，且证实了电基因转染的实用性和有效性，但由于该方法横跨了生物医学工程、电工理论与新技术、计算机技术、微电子技术、肿瘤治疗学等领域，是一种多学科交叉的综合性技术方法，仍有许多问题有待于进一步研究，如体内肿瘤治疗的开展、相关治疗仪的设计开发以及电穿孔最佳剂量的确定等。

2. 基于可逆电穿孔的电化学疗法

基于可逆电穿孔的电化学疗法主要利用脉冲电场作用提高肿瘤细胞对抗癌药物的吸收，减少实际化疗过程中的给药剂量，从而降低药物对患者的毒副作用；同时根据肿瘤细胞与正常组织细胞在几何形态以及电气特性方面的差异，通过优化脉冲参数使得肿瘤细胞大面积穿孔而正常细胞小部分穿孔甚至不穿孔，增强肿瘤细胞对抗癌药物的吸收，体现治疗的选择性。其治疗过程大致为：首先在肿瘤区域注射化疗药物，如博来霉素、顺铂等，待药物在治疗靶区扩散数分钟后施加脉冲电场(一般为 8 个重复频率 1Hz、脉冲宽度 100μs、场强 1000V/cm 左右的脉冲序列)增强肿瘤细胞对抗癌药物的吸收，脉冲电场撤去后，细胞膜表面微孔恢复，细胞活性不会受到电穿孔过程的影响，最终杀伤肿瘤细胞的仍然是进入细胞内部的化疗药物，其本质上仍然属于化学疗法[51]。

1987 年，Okino 和 Mohri 发表了利用电脉冲结合化疗药物治疗癌症的论文，利用瞬态电脉冲在试管中对离体肿瘤细胞进行实验，发现电脉冲可以提高抗癌药物对肿瘤细胞的抑制能力[52]。针对不同的抗癌药物以及不同的电脉冲参数对离体肿瘤细胞进行实验，结果表明电脉冲可以显著提高抗癌药物对肿瘤细胞的抑制能力[53,54]。Jaroszeski 等[55]通过实验研究和机理分析，认为电脉冲可以使细胞膜电穿孔，从而使细胞膜的通透性增强，提高抗癌药物进入细胞的效率，进而提高抗癌药物对肿瘤细胞的抑制能力。

1991 年，Mir 等[56]首次使用平行板电极将电穿孔应用于头、颈鳞状癌的临床试验，在 40 例肿瘤中，23 例完全缓解(complete regression, CR)、6 例部分缓解(partial regression, PR)、11 例没有缓解(no regression, NR)。1997 年，Dev 等[57]在裸鼠体上植入胰腺癌，开展了电化学疗法治疗肿瘤的实验，取得了良好的效果，为进行临床试验奠定了基础。Hofmann 等[58,59]开展了电化学疗法用于肿瘤治疗的临床研究。1999 年，Hofmann 等将电化学疗法应用于 10 名对传统疗法无响应的头、颈鳞状癌患者，他们用 6 针阵列电极取代了平行板电极，使电场分布更加集中，对头部和颈部浅表肿瘤的治疗取得了良好的效果，经过 I～II 期治疗，8 例患者中有 5 人完全缓解，3 人部分缓解(肿块缩小了 50%以上)，总有效率达 80%。Rodríguez-Cuevas 等[60]在 2001 年发表了对皮肤瘤电化学疗法的结果，15 位患者38 处病灶 49%完全缓解，49%部分缓解，2%没有缓解，总有效率达 98%。Soden 等[61]对电化学疗法中的阵列电极进行了研究。可见，电穿孔与化疗药物联合使用的方法比只给化疗药物或只给电脉冲的疗效好得多，这些研究为人类治疗恶性肿瘤开辟了一条新的途径。

自从电化学疗法临床应用以来[56]，基于可逆电穿孔的电化学疗法已经从最开始的表皮肿瘤治疗[62]，如基底细胞癌[63,64]、黑色素瘤[40,65]等，发展到人体深部肿瘤的治疗[66,67]，如肝癌[68]、胰腺癌[69,70]等。目前最新的可逆电穿孔电化学疗法采用钙离子代替化疗药物，从而避免了化疗药物对患者的毒副作用，然而其具体作用机制目前正处于研究中[71-74]。

1.3.2 不可逆电穿孔疗法

不可逆电穿孔直接通过高强度脉冲电场杀死细胞、微生物等，最先在食品保鲜以及污水处理领域得到应用[75]。不可逆电穿孔导致的细胞死亡机理至今没有得到统一的解释，主流的解释主要为细胞膜的永久性损伤破坏了细胞内外生理平衡最终导致细胞死亡，另一种解释为细胞膜表面的微孔不断扩张，导致了细胞类似于溶解性的死亡[76]。

20 世纪 90 年代重庆大学便已在国家自然科学基金的持续资助下开展了脉冲电场的生物医学效应及其作用机理的研究。2003 年，姚陈果[77]在细胞实验中发现仅施加高强度脉冲电场可破坏卵巢癌细胞 SKOV3 的膜结构，诱导细胞死亡。随后，基于前期大量仿真、细胞及动物实验等基础研究，该团队发表了本领域国际首篇学术期刊论文[78]，从高电压与绝缘的关系出发，将绝缘电介质的电击穿和生物电介质的电穿孔联系起来，提出不用化疗药物而单独采用优化参数(场强、脉冲宽度等)的微秒级电场脉冲直接诱导肿瘤细胞膜发生不可逆电击穿(irreversible electrical breakdown, IREB，电学角度)，即不可逆电穿孔(IRE，医学角度)实现非热效应治疗肿瘤的新方法。该方法一经提出便迅速引起美国、英国、德国、日本、澳大利亚等生物电磁领域研究人员的广泛关注。国际电穿孔技术专家、美国加利福尼亚大学伯克利分校 Rubinsky[79]在其专著 *Irreversible Electroporation* 中大篇幅引用了该团队关于不可逆电穿孔消融肿瘤技术的研究成果，并称赞其首次将不可逆电穿孔作为一种组织消融技术引入肿瘤治疗中，引发了国内外对脉冲电场在消融肿瘤领域的研究热潮。

1. 不可逆电穿孔肿瘤治疗技术的理论与实验基础

不可逆电穿孔肿瘤微创消融通过针电极将高压脉冲电场传递到靶区，在目标区域建立电场分布以破坏肿瘤细胞结构，诱导肿瘤细胞坏死与凋亡，最终实现肿瘤组织消融。首先，组织内部的电场分布可以通过电极布置以及脉冲电场参数调节进行控制从而调控肿瘤组织消融体积，因此其治疗范围在理论上是可控的；其次，不可逆电穿孔治疗肿瘤一般采用 90～120 个重复频率为 1Hz 的方波脉冲，因而其施加过程仅需几十秒到数分钟，治疗过程快捷；然后，现有研究发现不可逆电穿孔肿瘤消融过程中能够保全血管、神经等关键结构，具有较强的选择性，并且根据正常组织与肿瘤组织电气参数差异可进一步提高不可逆电穿孔脉冲对肿瘤组织的选择性；最后，不可逆电穿孔最显著的特点是其肿瘤杀伤机理基于细胞膜的电击穿，属于肿瘤的非热消融，因此治疗效果不受"热沉效应"的影响，克服了热疗法的局限性[2]。此外，有研究表明，不可逆电穿孔治疗过程中能够激发机体免疫响应，有助于对治疗区域以外的微转移灶、浸润的病灶进行攻击[80,81]。不可逆电穿孔以独特的优势，在 21 世纪初被引入肿瘤治疗领域以来，受到了世界范围内生物电磁研究人员和临床医师的广泛关注，并从细胞、组织、动物、临床等不同层面开展了大量理论与实验研究。这些研究极大地促进了不可逆电穿孔肿瘤消融的发展，使之成为生物电磁和肿瘤临床领域的研究热点，展现出了良好的临床应用价值。

离体实验可以便捷地控制相关变量研究不可逆电穿孔作用机制。不可逆电穿孔离体细胞实验主要通过构建体外的细胞膜、细胞模型，研究脉冲电场作用下的电穿孔机制，有助于理解不可逆电穿孔细胞杀伤以及组织消融的作用机理。细胞膜模型通过人工制作磷脂双分子层或者囊泡结构等效模拟细胞膜结构，由于其大大简化了细胞以及细胞膜结构，便于操作和观察脉冲电场下细胞膜穿孔的形成、发展等过程，有利于理解脉冲电场作用下细胞膜层面的变化机理[82,83]。但是，其缺乏细胞内部细胞质等重要成分，因此难以研究细胞内物质在不可逆电穿孔过程中对细胞活性的影响。随着微流体、微机电系统(microelectronic and microelectromechanical system，MEMS)的发展，研究人员可以将单个细胞隔离开，重点研究脉冲电场对单细胞的作用，通过荧光染色或者电气参数测量等方式观察脉冲电场下的细胞响应，研究细胞电穿孔跨膜电位阈值、穿孔后细胞内外粒子交换等方面，有助于深入理解电穿孔在细胞层面的作用机制[84-89]。然而，最常用且最便于操作的仍然是细胞悬液实验。细胞悬液实验可以测量得到脉冲电场作用下人量细胞呈现出的平均响应，便于研究不同脉冲参数下细胞死亡率与凋亡情况，相对于单个细胞实验更具有代表性[90]。另外，在细胞悬液中可以通过调节培养基或者悬液组分，改变细胞生存环境，用于优化不同条件下不可逆电穿孔达到理想细胞杀伤效果的最优参数[91]。

无论是单细胞还是细胞悬液，均难以反映组织中细胞之间的相互联系与作用对不可逆电穿孔效果的影响，因此组织实验是不可逆电穿孔研究的必经之路。然而在体动物实验操作过程复杂、周期长，离体组织实验对于不可逆电穿孔组织消融初期的规律研究具有重要意义。离体组织最直接的手段便是从动物体内取出新鲜组织，一般要求在组织切除后 1~2h 以内完成实验以保证实验过程中组织仍保有一定的活性。借助离体组织实验，学者获得了脉冲电场作用下组织电气特性的动态变化，为研究不可逆电穿孔在组织层面的动态过程奠定了重要基础[92-94]。然而，离体的组织难以长期维持活性，而不可逆电穿孔导致的组织消融需要一定的时间过程，因此难以通过离体组织实验获得脉冲电场的实际组织消融范围。为此，Arena 等[95]提出了在水凝胶中培养细胞的模拟组织平台。水凝胶平台能够保持细胞活性并且可以调节细胞浓度，在一定程度上反映细胞之间的联系。实际上该平台是介于细胞悬液与实际组织之间的一种多细胞模型，该模型的最大优点是便于大量实验的开展，同时可以通过荧光染色清楚地观察到实际消融区域，因此在不可逆电穿孔组织消融的研究中得到了较为广泛的应用[96-99]。为了既能保证真实的组织特性，又可以保持组织活性，Bhonsle 等提出了一种基于灌注系统的猪肝脏组织离体模型，该模型采用实际的猪肝脏组织，通过体外灌注系统保持肝脏组织活性，因此可以测量得到不可逆电穿孔实际消融的尺寸，并通过实验验证了该系统得到的消融尺寸与在体动物实验得到的消融尺寸没有显著性差异，但是其操作流程比在体动物实验简单，在不可逆电穿孔的基础研究中具有较大的应用空间[100-102]。然而，目前该系统只能应用于猪肝脏组织的灌注，对于其他动物、组织的灌注还有待进一步的研究。

离体实验得到的规律结论最终还是需要在体实验的验证。不可逆电穿孔的研究中存在一个特殊的在体实验模型，即植物组织——马铃薯。马铃薯块茎在脉冲电场作用下细胞穿孔导致多酚氧化酶外流氧化使得穿孔区域变黑，因此可以清楚地观察得到实际的消融区域。马铃薯组织模型已经用于研究脉冲电场参数与消融效果之间的关系，以及脉冲电场作用引起的组织电气参数变化[103-107]。然而，该模型主要用于初期验证实验方法的正确性，由于动植物细胞的差异，最终还是需要在动物组织内进行实验验证。在前期的实验验证中，考虑到实验的操作性以及安全性，主要在小动物体内进行研究，如鼠[108-112]、兔[113-117]等。不可逆电穿孔小动物实验的开展，验证了不可逆电穿孔组织消融的有效性，并且初步研究了不可逆电穿孔消融效果与脉冲参数间的联系[111,113,114,118]。面对最终的临床应用，研究人员开展了不可逆电穿孔消融猪[119-126]、羊[127-129]、狗[103,130-134]等大动物组织的实验研究，大动物实验的开展一方面验证了不可逆电穿孔肿瘤消融的有效性，更重要的是验证了不可逆电穿孔在大型动物组织消融应用过程中的安全性。为了实现临床应用，研究人员专门针对不同的器官进行了实验，充分论证了不可逆电穿孔肿瘤消融的安全性与有效性，目前已经在脑[131-133]、肝脏[120,121,135,136]、胰腺[137]、前列腺[103,130]、肾脏[134]等多数器官开展了实验。

为了深入阐释不可逆电穿孔细胞杀伤效果与组织消融机制，广大研究人员开展了不可逆电穿孔不同层面的理论仿真计算研究。细胞层面的仿真以穿孔动态过程为主，难以定量仿真计算单个细胞的不可逆电穿孔情况，多数基于 Krassowska 等建立的单细胞电穿孔模型，并将其应用于不规则细胞的电穿孔仿真中。重庆大学姚陈果等[138,139]通过有限元仿真分析了单个细胞在电场作用下可能出现的不可逆电穿孔的区域。不可逆电穿孔层面的仿真目前主要集中于组织层面，通过研究不可逆电穿孔过程中组织电导率的动态变化反映组织消融的动态过程[92,140]。根据仿真计算得到的组织内部电场分布预测消融范围并应用于治疗前的治疗计划中，或采用细胞死亡统计学模型反映脉冲个数对组织消融概率分布的影响[134,141-143]。

2. 不可逆电穿孔肿瘤治疗技术的临床及推广

基于前期大量的基础研究，不可逆电穿孔肿瘤消融已经展现出其临床应用的广泛前景。自该技术被提出以来，美国加利福尼亚大学伯克利分校 Rubinsky 教授跟踪开展了脉冲电场治疗肿瘤的基础研究，并敏锐地意识到脉冲电场治疗肿瘤技术将带来巨大的临床应用价值，联合 AngioDynamics 公司投资生产出国际首台不可逆电穿孔肿瘤治疗仪——NanoKnife。该治疗仪于 2009 年通过美国 FDA 检测获得临床试验许可，并于 2010 年开展了世界首例不可逆电穿孔消融前列腺肿瘤的临床试验，15 位患者的肿瘤组织均完全消融[144]；2012 年 4 月获得美国 FDA 批准应用于临床，同年 12 月获得欧盟批准；同年，美国纪念斯隆-凯特琳癌症中心 Mikhail T. Silk 等采用脉冲电场治疗了 11 例肝癌患者，临床结果表明此技术能够有效治疗毗邻胆管附近的肝癌。2015 年，德国马格德堡大学 Johann Jakob Wendler 等采用 NanoKnife 治疗了 3 位肾癌患者，4 周后组织病理学检查发现肿瘤组织被完全消除；同年，意大利维罗纳医院 Paiella 等对 10 位胰腺癌患者实施了高压超短脉冲电场进行治疗，所有患者的肿瘤组织均被成功消融并且显著延长了患者的生存周期。

2015 年，NanoKnife 获得中国国家食品药品监督管理总局(China Food and Drug Administration，CFDA)批准进入临床应用。暨南大学附属复大肿瘤医院[145-147]引进了美国 NanoKnife 设备并开展了中国内地首例胰腺癌患者的临床治疗，截至 2019 年 8 月，已开展了亚洲最多病例(508 例肝癌和胰腺癌患者)的纳米刀消融术，治疗后肿瘤缓解率达 84.3%，且不良反应轻，安全性高，临床治疗效果良好。随后，中国人民解放军总医院、上海交通大学医学院附属瑞金医院[148]、浙江大学医学院附属第一医院等陆续引进国外 NanoKnife 设备，不可逆电穿孔的临床应用表明了其治疗肿瘤的安全性及有效性。目前，已利用不可逆电穿孔肿瘤消融技术在肝脏[149-154]、肾脏[155-157]、胰腺[158-163]等组织展开临床试验，为不可逆电穿孔大规模临床应用积累了宝贵经验。

3. 临床应用中的难点问题及发展趋势

虽然不可逆电穿孔肿瘤疗法在大部分肿瘤治疗的安全性与有效性得到了验证并取得了良好的治疗效果，但是随着其临床应用的不断深入，同样也暴露出了相关问题，亟须工程与医学领域研究人员协同攻关，从而不断完善该项新技术在肿瘤消融方面的应用。首先由于细胞膜静息电位对电穿孔状态的影响以及生物组织介电性能各向异性导致的组织内部电场非均匀分布，部分治疗区域的电场低于消融阈值场强，不能有效消融肿瘤组织，从而出现肿瘤消融不彻底而导致的肿瘤复发的情况[75,110]；其次，目前采用的不可逆电穿孔技术消融的肿瘤体积有限，一般对于尺寸小于 3cm 的肿瘤效果较好[150]，随着肿瘤尺寸的增加，治疗成功率会相应降低；最后，在采用较高电压消融时，电极附近由于焦耳热的原因存在一定的温升，治疗过程中存在肌肉收缩等问题。针对以上临床应用中存在的问题，广大研究人员开展了大量研究工作并提出了相应的解决方案，开拓了围绕不可逆电穿孔肿瘤消融技术研究的新方向。

1.4　本章小结

本章首先指出了我国癌症治疗目前仍面临的严峻形势，分别介绍了肿瘤传统治疗方法以及相关物理热疗法的优势与局限性；然后介绍了基于电场的肿瘤治疗方式，其中脉冲电场的非热、高效肿瘤消融方法近年来得到了广泛的研究与应用，然而在临床应用过程中发现，基于脉冲电场的不可逆电穿孔肿瘤消融疗法依然存在相关问题并亟须解决。

参 考 文 献

[1] 汤钊猷. 现代肿瘤学[M]. 3 版. 上海: 复旦大学出版社, 2011.

[2] 李成祥. 不可逆电穿孔治疗肿瘤的作用机理及临床应用关键技术的研究[D]. 重庆: 重庆大学, 2011.

[3] Sung H, Ferlay J, Siegel R L, et al. Global cancer statistics 2020: GLOBOCAN estimates of incidence and mortality worldwide for 36 cancers in 185 countries[J]. CA: A Cancer Journal for Clinicians, 2021, 71(3): 209-249.

[4] 赵亚军. 复合脉冲消融肿瘤致组织介电与阻抗特性动态变化机理及实验研究[D]. 重庆: 重庆大学, 2018.

[5] 李振. 恶性肿瘤的化学治疗与免疫治疗[M]. 北京: 人民卫生出版社, 1990.

[6] 李成祥, 姚陈果, 米彦, 等. 物理消融肿瘤的研究进展[J]. 生物医学工程学杂志, 2009, (5): 1137-1140.

[7] 姚陈果, 赵亚军, 李成祥, 等. 不可逆电穿孔微创消融肿瘤技术的研究进展[J]. 高电压技术, 2014, 40(12): 3725-3737.

[8] Dolmans D E, Fukumura D, Jain R K. Photodynamic therapy for cancer[J]. Nature Reviews Cancer, 2003, 3(5): 380-387.

[9] Kwiatkowski S, Knap B, Przystupski D, et al. Photodynamic therapy-mechanisms, photosensitizers and combinations[J]. Biomedicine & Pharmacotherapy, 2018, 106: 1098-1107.

[10] 王洪武. 现代肿瘤靶向治疗技术[M]. 北京: 中国医药科技出版社, 2005.

[11] Skanes A C, Klein G, Krahn A, et al. Cryoablation: Potentials and pitfalls[J]. Journal of

Cardiovascular Electrophysiology, 2004, 15: S28-S34.

[12] Erinjeri J P, Clark T W. Cryoablation: Mechanism of action and devices[J]. Journal of Vascular and Interventional Radiology, 2010, 21（8）: S187-S191.

[13] 陈敏华, Nahum Goldberg S. 肝癌射频消融: 基础与临床[M]. 北京: 人民卫生出版社, 2009.

[14] 安东均, 郑晓燕, 张成. 358 例肝肿瘤微波消融并发症的临床分析[J]. 肝胆外科杂志, 2015,（1）: 24-26.

[15] 苏海兵, 邹建中, 王智彪. 高强度聚焦超声肿瘤治疗技术原理[J]. 中华肝胆外科杂志, 2011, 17（3）: 271-272.

[16] Hegde P S, Chen D S. Top 10 challenges in cancer immunotherapy[J]. Immunity, 2020, 52（1）: 17-35.

[17] Gonçalves G A R, Paiva R M A. Gene therapy: Advances, challenges and perspectives[J]. Einstein （Sao Paulo）, 2017, 15（3）: 369-375.

[18] Li Y, Hall T L, Xu Z, et al. Enhanced shock scattering histotripsy with pseudomonopolar ultrasound pulses[J]. IEEE Transactions on Ultrasonics, Ferroelectrics, and Frequency Control, 2019, 66（7）: 1185-1197.

[19] Morhard R, Nief C, Castedo C B, et al. Development of enhanced ethanol ablation as an alternative to surgery in treatment of superficial solid tumors[J]. Scientific Reports, 2017, 7（1）: 1-12.

[20] Xin Y L, Xue F Z, Ge B S, et al. Electrochemical treatment of lung cancer[J]. Bioelectromagnetics: Journal of the Bioelectromagnetics Society, The Society for Physical Regulation in Biology and Medicine, The European Bioelectromagnetics Association, 1997, 18（1）: 8-13.

[21] Xin Y L. Advances in the treatment of malignant tumours by electrochemical therapy （ECT）[J]. The European Journal of Surgery Supplement: Acta Chirurgica Supplement, 1994, （574）: 31-35.

[22] Bockris J O M, Khan S U. Surface Electrochemistry: A Molecular Level Approach[M]. New York: Springer Science & Business Media, 1993.

[23] von Euler H, Nilsson E, Lagerstedt A S, et al. Development of a dose-planning method for electrochemical treatment of tumors: A study of mammary tissue in healthy female CD rats[J]. Electro- and Magnetobiology, 1999, 18（1）: 93-104.

[24] Nilsson E, Berendson J, Fontes E. Electrochemical treatment of tumours: A simplified mathematical model[J]. Journal of Electroanalytical Chemistry, 1999, 460（1-2）: 88-99.

[25] Griffin D, Dodd N J, Zhao S, et al. Low-level direct electrical current therapy for hepatic metastases. I. Preclinical studies on normal liver[J]. British Journal of Cancer, 1995, 72（1）: 31-34.

[26] Kirson E D, Gurvich Z, Schneiderman R, et al. Disruption of cancer cell replication by alternating electric fields[J]. Cancer Research, 2004, 64（9）: 3288-3295.

[27] Wenger C, Miranda P C, Salvador R, et al. A review on tumor-treating fields (TTFields): Clinical implications inferred from computational modeling[J]. IEEE Reviews in Biomedical Engineering, 2018, 11: 195-207.

[28] Schatzberger Y R. Disruption of cancer cell replication by alternating electric fields[J]. Cancer Research, 2004, 64(9): 3288-3295.

[29] Giladi M, Schneiderman R S, Voloshin T, et al. Mitotic spindle disruption by alternating electric fields leads to improper chromosome segregation and mitotic catastrophe in cancer cells[J]. Scientific Reports, 2015, 5: 18046.

[30] Li X, Yang F, Rubinsky B. A theoretical study on the biophysical mechanisms by which tumor treating fields affect tumor cells during mitosis[J]. IEEE Transactions on Biomedical Engineering, 2020, 67(9): 2594-2602.

[31] Kirson E D, Dbalý V, Tovaryš F, et al. Alternating electric fields arrest cell proliferation in animal tumor models and human brain tumors[J]. Proceedings of the National Academy of Sciences, 2007, 104(24): 10152-10157.

[32] Barbault A, Costa F P, Bottger B, et al. Amplitude-modulated electromagnetic fields for the treatment of cancer: Discovery of tumor-specific frequencies and assessment of a novel therapeutic approach[J]. Journal of Experimental & Clinical Cancer Research, 2009, 28(1): 51.

[33] Kirson E D, Giladi M, Gurvich Z, et al. Alternating electric fields (TTFields) inhibit metastatic spread of solid tumors to the lungs[J]. Clinical & Experimental Metastasis, 2009, 26(7): 633-640.

[34] Schneiderman R S, Shmueli E, Kirson E D, et al. TTFields alone and in combination with chemotherapeutic agents effectively reduce the viability of MDR cell sub-lines that over-express ABC transporters[J]. BMC Cancer, 2010, 10: 229.

[35] Giladi M, Weinberg U, Schneiderman R S, et al. Alternating electric fields (tumor-treating fields therapy) can improve chemotherapy treatment efficacy in non-small cell lung cancer both in vitro and in vivo[J]. Seminars in Oncology, 2014, 41: S35-S41.

[36] Stupp R, Taillibert S, Kanner A, et al. Effect of tumor-treating fields plus maintenance temozolomide vs maintenance temozolomide alone on survival in patients with glioblastoma: A randomized clinical trial[J]. JAMA, 2017, 318(23): 2306-2316.

[37] Liau L, Fakhrai H, Black K. Prolonged survival of rats with intracranial C6 gliomas by treatment with TGF-beta antisense gene[J]. Neurological Research, 1998, 20(8): 742-747.

[38] Tamura T, Nishi T, Goto T, et al. Intratumoral delivery of interleukin 12 expression plasmids with in vivo electroporation is effective for colon and renal cancer[J]. Human Gene Therapy, 2001, 12(10): 1265-1276.

[39] Kishida T, Asada H, Satoh E, et al. In vivo electroporation-mediated transfer of interleukin-12

and interleukin-18 genes induces significant antitumor effects against melanoma in mice[J]. Gene Therapy, 2001, 8(16): 1234-1240.

[40] Daud A I, Deconti R C, Andrews S, et al. Phase I trial of interleukin-12 plasmid electroporation in patients with metastatic melanoma[J]. Journal of Clinical Oncology, 2008, 26(36): 5896-5903.

[41] Horton H M, Lalor P A, Rolland A P. IL-2 Plasmid Electroporation: From Preclinical Studies to Phase I Clinical Trial[M]. Berlin: Springer, 2008.

[42] Heller L C, Heller R. In vivo electroporation for gene therapy[J]. Human Gene Therapy, 2006, 17(9): 890-897.

[43] Gehl J. Electroporation for drug and gene delivery in the clinic: Doctors go electric[J]. Electroporation Protocols, 2008, 423: 351-359.

[44] Tjelle T E, Rabussay D, Ottensmeier C, et al. Taking Electroporation-based Delivery of DNA Vaccination Into Humans: A Generic Clinical Protocol[M]. Berlin: Springer, 2008.

[45] Heller C L, Heller R. Electroporation gene therapy preclinical and clinical trials for melanoma[J]. Current Gene Therapy, 2010, 10(4): 312-317.

[46] Gehl J, Mir L M. Determination of optimal parameters for in vivo gene transfer by electroporation, using a rapid in vivo test for cell permeabilization[J]. Biochemical and Biophysical Research Communications, 1999, 261(2): 377-380.

[47] Somiari S, Glasspool-Malone J, Drabick J J, et al. Theory and in vivo application of electroporative gene delivery[J]. Molecular Therapy, 2000, 2(3): 178-187.

[48] Andre F, Mir L. DNA electrotransfer: It's principles and an updated review of its therapeutic applications[J]. Gene Therapy, 2004, 11(S1): S33-S42.

[49] Mir L M. Application of Electroporation Gene Therapy: Past, Current, and Future[M]. Berlin: Springer, 2008.

[50] Shirley S A, Heller R, Heller L C. Electroporation Gene Therapy[M]. 3rd ed. Amsterdam: Elsevier, 2013.

[51] Jaroszeski M J, Gilbert R, Heller R. Electrochemotherapy: An emerging drug delivery method for the treatment of cancer[J]. Advanced Drug Delivery Reviews, 1997, 26(2): 185-197.

[52] Okino M, Mohri H. Effects of a high-voltage electrical impulse and an anticancer drug on in vivo growing tumors[J]. Japanese Journal of Cancer Research GANN, 1987, 78(12): 1319-1321.

[53] Orlowski S, Belehradek J Jr, Paoletti C, et al. Transient electropermeabilization of cells in culture: Increase of the cytotoxicity of anticancer drugs[J]. Biochemical Pharmacology, 1988, 37(24): 4727-4733.

[54] 张弘, 刘长军, 王保义, 等. 弱电磁脉冲对完整酵母及原生质体的电转化研究[J]. 四川大

学学报(自然科学版), 2000, 37(3): 459-462.

[55] Jaroszeski M J, Gilbert R A, Heller R. In vivo antitumor effects of electrochemotherapy in a hepatoma model[J]. Biochimica et Biophysica Acta (BBA)-General Subjects, 1997, 1334(1): 15-18.

[56] Mir L M, Belehradek M, Domenge C, et al. Electrochemotherapy, a new antitumor treatment: First clinical trial[J]. Comptes Rendus de l'Academie des Sciences Serie III, Sciences de la vie, 1991, 313(13): 613-618.

[57] Dev S, Nanda G, An Z, et al. Effective electroporation therapy of human pancreatic tumors implanted in nude mice[J]. Drug Delivery, 1997, 4(4): 293-299.

[58] Garner H, Hofmann G, Dev S, et al. Electrochemotherapy: Transition from laboratory to the clinic[J]. IEEE Engineering in Medicine and Biology Magazine, 1996, 15(6): 124-132.

[59] Hofmann G A, Dev S, Dimmer S, et al. Electroporation therapy: A new approach for the treatment of head and neck cancer[J]. IEEE Transactions on Biomedical Engineering, 1999, 46(6): 752-759.

[60] Rodríguez-Cuevas S, Barroso-Bravo S, Almanza-Estrada J, et al. Electrochemotherapy in primary and metastatic skin tumors: Phase II trial using intralesional bleomycin[J]. Archives of Medical Research, 2001, 32(4): 273-276.

[61] Soden D, Larkin J, Collins C, et al. The development of novel flexible electrode arrays for the electrochemotherapy of solid tumour tissue(Potential for endoscopic treatment of inaccessible cancers)[C]. Proceedings of the 26th Annual International Conference of the IEEE Engineering in Medicine and Biology Society, San Francisco, 2004: 3547-3550.

[62] Benazzo M, Bertino G, Groselj A. Electrochemotherapy of Head and Neck Cancer[M]// Handbook of Electroporation. Cham: Springer International Publishing, 2016.

[63] Glass L F, Fenske N A, Jaroszeski M, et al. Bleomycin-mediated electrochemotherapy of basal cell carcinoma[J]. Journal of the American Academy of Dermatology, 1996, 34(1): 82-86.

[64] Campana L G, Marconato R, Valpione S, et al. Basal cell carcinoma: 10-year experience with electrochemotherapy[J]. Journal of Translational Medicine, 2017, 15: 122.

[65] Heller R, Jaroszeski M, Leo-Messina J, et al. Treatment of B16 mouse melanoma with the combination of electropermeabilization and chemotherapy[J]. Bioelectrochemistry and Bioenergetics, 1995, 36(1): 83-87.

[66] Miklavcic D, Snoj M, Zupanic A, et al. Towards treatment planning and treatment of deep-seated solid tumors by electrochemotherapy[J]. Biomedical Engineering OnLine, 2010, 9: 10.

[67] Pirc E, Pecchia L, Serša G, et al. Early Stage Health Technology Assessment of Electrochemotherapy of Skin-directed Therapy for Skin Melanoma and Basal Cell Carcinoma[M]. Berlin: Springer, 2017.

[68] Edhemovic I, Gadzijev E, Brecelj E, et al. Electrochemotherapy: A new technological approach in treatment of metastases in the liver[J]. Technology in Cancer Research & Treatment, 2011, 10(5): 475-485.

[69] Granata V, Fusco R, Piccirillo M, et al. Electrochemotherapy in locally advanced pancreatic cancer: Preliminary results[J]. International Journal of Surgery, 2015, 18: 230-236.

[70] Granata V, Leongito M, Fusco R, et al. Electrochemotherapy of Locally Advanced Pancreatic Cancer[M]//Handbook of Electroporation. Cham: Springer International Publishing, 2016.

[71] Frandsen S K, Gissel H, Hojman P, et al. Direct therapeutic applications of calcium electroporation to effectively induce tumor necrosis[J]. Cancer Research, 2012, 72(6): 1336-1341.

[72] Frandsen S K, Gissel H, Hojman P, et al. Calcium electroporation in three cell lines: A comparison of bleomycin and calcium, calcium compounds, and pulsing conditions[J]. Biochimica et Biophysica Acta (BBA) — General Subjects, 2014, 1840(3): 1204-1208.

[73] Hansen E L, Sozer E B, Romeo S, et al. Dose-dependent ATP depletion and cancer cell death following calcium electroporation, relative effect of calcium concentration and electric field strength[J]. PLoS ONE, 2015, 10(4): e0122973.

[74] Falk H, Matthiessen L, Wooler G, et al. Calcium electroporation for treatment of cutaneous metastases; a randomized double-blinded phase II study, comparing the effect of calcium electroporation with electrochemotherapy[J]. Acta Oncologica, 2018, 57(3): 311-319.

[75] Golberg A, Yarmush M L. Nonthermal irreversible electroporation: Fundamentals, applications, and challenges[J]. IEEE Transactions on Biomedical Engineering, 2013, 60(3): 707-714.

[76] Weaver J C, Chizmadzhev Y A. Theory of electroporation: A review[J]. Bioelectrochemistry and Bioenergetics, 1996, 41(2): 135-160.

[77] 姚陈果. 可控陡脉冲对恶性肿瘤细胞不可逆性电击穿的实验和机理研究[D]. 重庆: 重庆大学, 2003.

[78] Yao C, Sun C, Mi Y, et al. Experimental studies on killing and inhibiting effects of steep pulsed electric field (SPEF) to target cancer cell and solid tumor[J]. IEEE Transactions on Plasma Science, 2004, 32(4): 1626-1633.

[79] Rubinsky B. Irreversible Electroporation[M]. Berlin: Springer, 2009.

[80] Martin R C G, Agle S, Schlegel M, et al. Efficacy of preoperative immunonutrition in locally advanced pancreatic cancer undergoing irreversible electroporation (IRE)[J]. European Journal of Surgical Oncology (EJSO), 2017, 43(4): 772-779.

[81] Lee E W, Thai S, Kee S T. Irreversible electroporation: A novel image-guided cancer therapy[J]. Gut and Liver, 2010, 4(Suppl 1): S99-S104.

[82] Neumann E, Rosenheck K. Permeability changes induced by electric impulses in vesicular

membranes[J]. The Journal of Membrane Biology, 1972, 10(1): 279-290.

[83] Troiano G C, Tung L, Sharma V, et al. The reduction in electroporation voltages by the addition of a surfactant to planar lipid bilayers[J]. Biophysical Journal, 1998, 75(2): 880-888.

[84] Olofsson J, Nolkrantz K, Ryttsén F, et al. Single-cell electroporation[J]. Current Opinion in Biotechnology, 2003, 14(1): 29-34.

[85] Khine M, Lau A, Ionescu-Zanetti C, et al. A single cell electroporation chip[J]. Lab on a Chip, 2005, 5(1): 38-43.

[86] Ziv R, Steinhardt Y, Pelled G, et al. Micro-electroporation of mesenchymal stem cells with alternating electrical current pulses[J]. Biomedical Microdevices, 2009, 11(1): 95-101.

[87] Kaner A, Braslavsky I, Rubinsky B. Model of pore formation in a single cell in a flow-through channel with micro-electrodes[J]. Biomedical Microdevices, 2014, 16(2): 181-189.

[88] Bonakdar M, Wasson E M, Lee Y W, et al. Electroporation of brain endothelial cells on chip toward permeabilizing the blood-brain barrier[J]. Biophysical Journal, 2016, 110(2): 503-513.

[89] Bonakdar M, Graybill P M, Davalos R V. A microfluidic model of the blood-brain barrier to study permeabilization by pulsed electric fields[J]. RSC Advances, 2017, 7(68): 42811-42818.

[90] Miller L, Leor J, Rubinsky B. Cancer cells ablation with irreversible electroporation[J]. Technology in Cancer Research & Treatment, 2005, 4(6): 699-705.

[91] Rubinsky J, Onik G, Mikus P, et al. Optimal parameters for the destruction of prostate cancer using irreversible electroporation[J]. The Journal of Urology, 2008, 180(6): 2668-2674.

[92] Neal R E, Garcia P A, Robertson J L, et al. Experimental characterization and numerical modeling of tissue electrical conductivity during pulsed electric fields for irreversible electroporation treatment planning[J]. IEEE Transactions on Biomedical Engineering, 2012, 59(4): 1076-1085.

[93] Langus J, Kranjc M, Kos B, et al. Dynamic finite-element model for efficient modelling of electric currents in electroporated tissue[J]. Scientific Reports, 2016, 6: 26409.

[94] Bhonsle S, Lorenzo M, Safaai-Jazi A, et al. Characterization of nonlinearity and dispersion in tissue impedance during high frequency electroporation[J]. IEEE Transactions on Biomedical Engineering, 2017, 65(10): 2190-2201.

[95] Arena C B, Szot C S, Garcia P A, et al. A three-dimensional in vitro tumor platform for modeling therapeutic irreversible electroporation[J]. Biophysical Journal, 2012, 103(9): 2033-2042.

[96] Sano M B, Arena C B, Bittleman K R, et al. Bursts of bipolar microsecond pulses inhibit tumor growth[J]. Scientific Reports, 2015, 5: 14999.

[97] Ivey J W, Latouche E L, Sano M B, et al. Targeted cellular ablation based on the morphology of malignant cells[J]. Scientific Reports, 2015, 5: 17157.

[98] Ivey J W, Latouche E L, Richards M L, et al. Enhancing irreversible electroporation by manipulating cellular biophysics with a molecular adjuvant[J]. Biophysical Journal, 2017, 113(2): 472-480.

[99] Wasson E M, Ivey J W, Verbridge S S, et al. The feasibility of enhancing susceptibility of glioblastoma cells to ire using a calcium adjuvant[J]. Annals of Biomedical Engineering, 2017, 45(11): 2535-2547.

[100] Bhonsle S, Bonakdar M, Neal R E, et al. Characterization of irreversible electroporation ablation with a validated perfused organ model[J]. Journal of Vascular and Interventional Radiology, 2016, 27(12): 1913-1922.

[101] O'Brien T J, Lorenzo M F, Zhao Y, et al. Cycled pulsing to mitigate thermal damage for multi-electrode irreversible electroporation therapy[J]. International Journal of Hyperthermia, 2019, 36(1): 953-963.

[102] O'Brien T J, Bonakdar M, Bhonsle S, et al. Effects of internal electrode cooling on irreversible electroporation using a perfused organ model[J]. International Journal of Hyperthermia, 2018, 35(1): 44-55.

[103] Neal R E, Smith R L, Kavnoudias H, et al. The effects of metallic implants on electroporation therapies: Feasibility of irreversible electroporation for brachytherapy salvage[J]. Cardiovascular and Interventional Radiology, 2013, 36(6): 1638-1645.

[104] Miklovic T, Latouche E L, Dewitt M R, et al. A comprehensive characterization of parameters affecting high-frequency irreversible electroporation lesions[J]. Annals of Biomedical Engineering, 2017, 45: 2524-2534.

[105] Ivorra A, Mir L M, Rubinsky B. Electric field redistribution due to conductivity changes during tissue electroporation: Experiments with a simple vegetal model[C]. World Congress on Medical Physics and Biomedical Engineering, Munich, 2009: 59-62.

[106] Bonakdar M, Latouche E L, Mahajan R L, et al. The feasibility of a smart surgical probe for verification of IRE treatments using electrical impedance spectroscopy[J]. IEEE Transactions on Biomedical Engineering, 2015, 62(11): 2674-2684.

[107] Bhonsle S P, Arena C B, Sweeney D C, et al. Mitigation of impedance changes due to electroporation therapy using bursts of high-frequency bipolar pulses[J]. Biomedical Engineering Online, 2015, 14: S3.

[108] Miklavčič D, Pucihar G, Pavlovec M, et al. The effect of high frequency electric pulses on muscle contractions and antitumor efficiency in vivo for a potential use in clinical electrochemotherapy[J]. Bioelectrochemistry, 2005, 65(2): 121-128.

[109] Ivorra A, Al-Sakere B, Rubinsky B, et al. In vivo electrical conductivity measurements during and after tumor electroporation: Conductivity changes reflect the treatment outcome[J].

Physics in Medicines & Biology, 2009, 54(19): 5949-5963.

[110] Ivorra A, Rubinsky B. In vivo electrical impedance measurements during and after electroporation of rat liver[J]. Bioelectrochemistry, 2007, 70(2): 287-295.

[111] Golberg A, Bruinsma B G, Uygun B E, et al. Tissue heterogeneity in structure and conductivity contribute to cell survival during irreversible electroporation ablation by "electric field sinks"[J]. Scientific Reports, 2015, 5: 1-7.

[112] Garcia P A, Rossmeisl J H Jr, Robertson J L, et al. 7.0-T magnetic resonance imaging characterization of acute blood-brain-barrier disruption achieved with intracranial irreversible electroporation[J]. PLoS ONE, 2012, 7(11): e50482.

[113] 董守龙, 姚陈果, 储贻道, 等. 不可逆电穿孔对兔组织阻抗的影响[J]. 高电压技术, 2015, 41(4): 1402-1408.

[114] Zhang W, Chai W, Zeng J, et al. Irreversible electroporation for the treatment of rabbit VX2 breast cancer[J]. Biomedical Microdevices, 2017, 19(2): 1-12.

[115] Manabe Y, Miyatake S, Takagi M, et al. Characterization of an acute muscle contraction model using cultured C2C12 myotubes[J]. PLoS ONE, 2012, 7(12): e52592.

[116] Lee E W, Wong D, Tafti B A, et al. Irreversible electroporation in eradication of rabbit VX2 liver tumor[J]. Journal of Vascular and Interventional Radiology, 2012, 23(6): 833-840.

[117] Chai W, Xu Y, Zhang W, et al. Irreversible electroporation in the eradication of rabbit VX2 cervical tumors[J]. Biomedical Microdevices, 2017, 19(4): 1-9.

[118] Zager Y, Kain D, Landa N, et al. Optimization of irreversible electroporation protocols for in-vivo myocardial decellularization[J]. PLoS ONE, 2016, 11(11): e0165475.

[119] Choi J W, Lu D S K, Osuagwu F, et al. Assessment of chronological effects of irreversible electroporation on hilar bile ducts in a porcine model[J]. Cardiovascular and Interventional Radiology, 2014, 37(1): 224-230.

[120] Vollherbst D, Fritz S, Zelzer S, et al. Specific CT 3D rendering of the treatment zone after irreversible electroporation (IRE) in a pig liver model: The "Chebyshev center concept" to define the maximum treatable tumor size[J]. BMC Medical Imaging, 2014, 14: 2.

[121] Siddiqui I A, Latouche E L, Dewitt M R, et al. Induction of rapid, reproducible hepatic ablations using next-generation, high frequency irreversible electroporation (H-FIRE) in vivo[J]. HPB, 2016, 18(9): 726-734.

[122] Dunki-Jacobs E M, Philips P, Martin R C N. Evaluation of thermal injury to liver, pancreas and kidney during irreversible electroporation in an in vivo experimental model[J]. Journal of British Surgery, 2014, 101(9): 1113-1121.

[123] Ben-David E, Appelbaum L, Sosna J, et al. Characterization of irreversible electroporation ablation in in vivo porcine liver[J]. American Journal of Roentgenology, 2012, 198(1):

W62-W68.

[124] Appelbaum L, Ben-David E, Faroja M, et al. Irreversible electroporation ablation: Creation of large-volume ablation zones in in vivo porcine liver with four-electrode arrays[J]. Radiology, 2014, 270(2): 416-424.

[125] Tracy C R, Kabbani W, Cadeddu J A. Irreversible electroporation (IRE): A novel method for renal tissue ablation[J]. BJU International, 2011, 107(12): 1982-1987.

[126] 李成祥, 孙才新, 姚陈果, 等. 不可逆电穿孔治疗技术的临床前大动物实验研究[J]. 高电压技术, 2010, (5): 1253-1257.

[127] Liu Y, Xiong Z, Zhou W, et al. Percutaneous ultrasound-guided irreversible electroporation: A goat liver study[J]. Oncology Letters, 2012, 4(3): 450-454.

[128] 刘颖, 周玮, 熊正爱, 等. 不可逆性电穿孔致山羊肝脏组织凋亡与坏死的实验研究[J]. 解放军医学杂志, 2011, 36(4): 356-360.

[129] 刘颖, 熊正爱, 李成祥, 等. 不可逆性电穿孔对山羊肝脏靶区内血管结构的影响[J]. 重庆医科大学学报, 2016, 41(5): 452-455.

[130] Neal R E, Millar J L, Kavnoudias H, et al. In vivo characterization and numerical simulation of prostate properties for non-thermal irreversible electroporation ablation[J]. The Prostate, 2014, 74(5): 458-468.

[131] Rossmeisl J H Jr, Garcia P A, Pancotto T E, et al. Safety and feasibility of the NanoKnife system for irreversible electroporation ablative treatment of canine spontaneous intracranial gliomas[J]. Journal of Neurosurgery, 2015, 123(4): 1008-1025.

[132] Rossmeisl J H, Garcia P A, Robertson J L, et al. Irreversible electroporation for the treatment of brain tumors: Pre-clinical results in a canine model of spontaneous glioma[C]. The 6th European Conference of the International Federation for Medical and Biological Engineering, Dubrovnik, 2015: 809-812.

[133] Garcia P A, Pancotto T, Rossmeisl J H Jr, et al. Non-thermal irreversible electroporation (N-TIRE) and adjuvant fractionated radiotherapeutic multimodal therapy for intracranial malignant glioma in a canine patient[J]. Technology in Cancer Research & Treatment, 2011, 10(1): 73-83.

[134] Neal R E, Garcia P, Kavnoudias H, et al. In vivo irreversible electroporation kidney ablation: Experimentally correlated numerical models[J]. IEEE Transactions on Biomedical Engineering, 2015, 62(2): 561-569.

[135] Campus G R. Irreversible electroporation: A new ablation modality-clinical implications[J]. Technology in Cancer Research & Treatment, 2006, 6(1): 37-48.

[136] Au J T, Kingham T P, Jun K, et al. Irreversible electroporation ablation of the liver can be detected with ultrasound B-mode and elastography[J]. Surgery, 2013, 153(6): 787-793.

[137] Bhutiani N, Doughtie C A, Martin R C G. Ultrasound validation of mathematically modeled irreversible electroporation ablation areas[J]. Surgery, 2016, 159(4): 1032-1040.

[138] Yao C, Liu H, Zhao Y, et al. Analysis of dynamic processes in single-cell electroporation and their effects on parameter selection based on the finite-element model[J]. IEEE Transactions on Plasma Science, 2017, 45(5): 889-900.

[139] 姚陈果, 刘红梅, 赵亚军, 等. 基于有限元分析的球形单细胞及不规则真实细胞电穿孔动态过程仿真[J]. 高电压技术, 2016, 42(8): 2387-2394.

[140] Sel D, Cukjati D, Batiuskaite D, et al. Sequential finite element model of tissue electropermeabilization[J]. IEEE Transactions on Biomedical Engineering, 2005, 52(5): 816-827.

[141] Edd J F, Davalos R V. Mathematical modeling of irreversible electroporation for treatment planning[J]. Technology in Cancer Research & Treatment, 2007, 6(4): 275-286.

[142] Golberg A, Rubinsky B. A statistical model for multidimensional irreversible electroporation cell death in tissue[J]. Biomedical Engineering OnLine, 2010, 9: 13.

[143] Garcia P A, Davalos R V, Miklavcic D. A numerical investigation of the electric and thermal cell kill distributions in electroporation-based therapies in tissue[J]. PLoS ONE, 2014, 9(8): e103083.

[144] Onik G, Rubinsky B. Irreversible Electroporation: First Patient Experience Focal Therapy of Prostate Cancer[M]. Berlin: Springer, 2010.

[145] 牛立志. 肝恶性肿瘤不可逆电穿孔消融的安全性和近期疗效[J]. 中华放射学杂志, 2016, (7): 526-530.

[146] 秦子淋, 曾健滢, 牛立志. 不可逆电穿孔消融治疗肝恶性肿瘤现状[J]. 介入放射学杂志, 2017, 26(3): 285-289.

[147] 秦子淋, 牛立志, 梁冰, 等. 不可逆电穿孔消融肿瘤围手术期并发症分析[J]. 介入放射学杂志, 2018, 27(3): 223-227.

[148] 周瑜, 吴志远, 丁晓毅. 不可逆电穿孔消融治疗胰腺癌的现状与展望[J]. 中华介入放射学电子杂志, 2017, 5(3): 194-198.

[149] Kingham T P, Karkar A M, d'Angelica M I, et al. Ablation of perivascular hepatic malignant tumors with irreversible electroporation[J]. Journal of the American College of Surgeons, 2012, 215(3): 379-387.

[150] Cheung W, Kavnoudias H, Roberts S, et al. Irreversible electroporation for unresectable hepatocellular carcinoma: Initial experience and review of safety and outcomes[J]. Technology in Cancer Research & Treatment, 2013, 12(3): 233-241.

[151] Hosein P J, Echenique A, Loaiza-Bonilla A, et al. Percutaneous irreversible electroporation for the treatment of colorectal cancer liver metastases with a proposal for a new response

evaluation system[J]. Journal of Vascular and Interventional Radiology, 2014, 25(8): 1233-1239.

[152] Sugimoto K, Moriyasu F, Kobayashi Y, et al. Irreversible electroporation for nonthermal tumor ablation in patients with hepatocellular carcinoma: Initial clinical experience in Japan[J]. Japanese Journal of Radiology, 2015, 33(7): 424-432.

[153] Granata V, de Lutio di Castelguidone E, Fusco R, et al. Irreversible electroporation of hepatocellular carcinoma: Preliminary report on the diagnostic accuracy of magnetic resonance, computer tomography, and contrast-enhanced ultrasound in evaluation of the ablated area[J]. La Radiologia Medica, 2016, 121(2): 122-131.

[154] Zeng J, Liu G, Li Z H, et al. The safety and efficacy of irreversible electroporation for large hepatocellular carcinoma[J]. Technology in Cancer Research & Treatment, 2017, 16(1): 120-124.

[155] Pech M, Janitzky A, Wendler J J, et al. Irreversible electroporation of renal cell carcinoma: A first-in-man phase I clinical study[J]. Cardiovascular and Interventional Radiology, 2011, 34(1): 132-138.

[156] Trimmer C K, Khosla A, Morgan M, et al. Minimally invasive percutaneous treatment of small renal tumors with irreversible electroporation: A single-center experience[J]. Journal of Vascular and Interventional Radiology, 2015, 26(10): 1465-1471.

[157] Wendler J J, Porsch M, Nitschke S, et al. A prospective phase 2a pilot study investigating focal percutaneous irreversible electroporation (IRE) ablation by NanoKnife in patients with localised renal cell carcinoma (RCC) with delayed interval tumour resection (IRENE trial)[J]. Contemporary Clinical Trials, 2015, 43: 10-19.

[158] Bagla S, Papadouris D. Percutaneous irreversible electroporation of surgically unresectable pancreatic cancer: A case report[J]. Journal of Vascular and Interventional Radiology, 2012, 23(1): 142-145.

[159] Martin R C, Mcfarland K, Ellis S, et al. Irreversible electroporation in locally advanced pancreatic cancer: Potential improved overall survival[J]. Annals of Surgical Oncology, 2013, 20(3): 443-449.

[160] Dunki-Jacobs E M, Philips P, Martin R C G. Evaluation of resistance as a measure of successful tumor ablation during irreversible electroporation of the pancreas[J]. Journal of the American College of Surgeons, 2014, 218(2): 179-187.

[161] Philips P, Li Y, Li S, et al. Efficacy of irreversible electroporation in human pancreatic adenocarcinoma: Advanced murine model[J]. Molecular Therapy—Methods & Clinical Development, 2015, 2: 15001.

[162] Martin R C G. An update on the role of irreversible electroporation in locally advanced

pancreatic adenocarcinoma[J]. HPB, 2016, 18(10): 791-792.

[163] Latouche E L, Sano M B, Lorenzo M F, et al. Irreversible electroporation for the ablation of pancreatic malignancies: A patient-specific methodology[J]. Journal of Surgical Oncology, 2017, 115(6): 711-717.

第2章 不可逆电穿孔肿瘤消融治疗方法

2.1 引　言

本章从不可逆电穿孔的基本原理出发，具体介绍不可逆电穿孔杀伤肿瘤细胞的生物效应、消融肿瘤技术的临床前试验研究及治疗计划、临床应用研究等；指出临床应用暴露出的不可逆电穿孔肿瘤消融存在的主要问题，并分析导致不可逆电穿孔肿瘤治疗目标区域电场分布不均和引起肌肉收缩的主要原因，从而为后续寻求相应解决方案提供指导性研究方向。

2.2 细胞电穿孔的基本原理

2.2.1 动物细胞膜结构

细胞膜(cell membrane)又称质膜(plasma membranc)，是指围绕在细胞最外层，由脂质和蛋白质组成的生物膜[1-3]。细胞膜不仅是细胞结构上的边界，使细胞具有一个相对稳定的内环境，同时在细胞和环境之间的物质、能量交换以及信息传递过程中也起着决定性的作用。

1972 年 Singer 和 Nicolson 提出生物膜流体镶嵌模型。多年来，通过大量实验研究，人们对生物膜结构的认识不断丰富和深化，但是上述生物膜动态结构概念一直是膜生物学的核心原理。在流体镶嵌模型中，脂质双分子层可以看成膜的核心层，脂分子以流体状态存在于膜中，能够在其中做旋转(rotation)或侧向运动(moving laterally)(图 2.1)。在这一模型中，膜蛋白颗粒不连续地镶嵌于脂双分子层中，深深地穿入或完全透过脂片层。该模型描绘出这样一个图像，即不同功能的蛋白质漂浮于二维流体(two-dimensional liquid)中，所以称为流体镶嵌模型。

膜脂是生物膜的基本组成成分，每个动物细胞膜上约有 10^9 个脂分子，即每平方微米的细胞膜上约有 5×10^6 个脂分子。膜脂主要包括磷脂、糖脂和胆固醇三种类型，如下所述。

1. 磷脂

磷脂是膜脂的基本成分，占整个膜脂的50%以上。磷脂又可分为两类：甘油磷脂和鞘磷脂。甘油磷脂包括磷脂酰胆碱(卵磷脂)、磷脂酰丝氨酸、磷脂酰乙醇胺和磷脂酰肌醇等。

组成生物膜的磷脂分子的主要特征是：①具有一个极性的头部(亲水性部分)和两个非极性的尾(脂肪酸链)，如图 2.2 所示。它既有亲水性部分又有亲脂性部分，

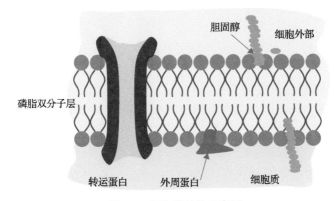

图 2.1　细胞膜结构示意图

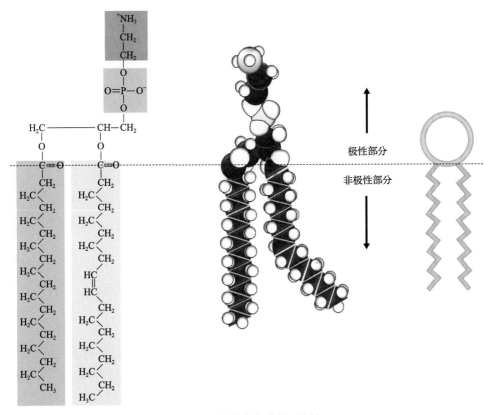

图 2.2　生物膜脂质的两亲性

一般称为两亲性(amphipathic)分子，这对维持生物膜的稳定结构是极为重要的。②脂肪酸碳链为偶数，多数碳链由 16、18 或 20 个碳原子组成。③除饱和脂肪酸根外(如软脂酸)，还常常有不饱和脂肪酸(如油酸)，不饱和脂肪酸多为顺式，顺式双键在烃链中产生约 30°的弯曲。

2. 糖脂

糖脂普遍存在于原核和真核细胞的细胞膜上，其含量约占膜脂总量的 5%以下，在神经细胞膜上糖脂的含量较高，占 5%～10%。目前已发现 40 余种糖脂，不同的细胞中所含糖脂的种类不同。

在动物细胞中，糖脂和鞘磷脂相似，都是鞘氨醇的衍生物。在糖脂中，一个或多个糖残脂(而不是磷脂酰胆碱)与鞘氨醇骨干的伯羟基连接。最简单的糖脂是脑苷脂类，只有一个葡萄糖或半乳糖残基，较复杂的神经节苷脂可含多达 7 个糖残基，其中含有不同数目的唾液酸。

3. 胆固醇

胆固醇存在于真核细胞膜上，其含量一般不超过膜质的 1/3。胆固醇在调节膜的流动性、增加膜的稳定性以及降低水溶性物质的通透性等方面都起着重要作用。细菌质膜中不含胆固醇成分，但某些细菌的膜质中含有甘油酯等中性脂质。

在无水情况下，磷脂分子以多脂双层规则堆积，呈晶态，并可受热融化成为分子无序排列的液态。在有水条件下，即磷脂被水化时，根据介质的不同，磷脂取不同的聚集形式。在水溶性介质中，磷脂分子可以单分子、单层、微团以及脂双层等形式存在，或几种形式共存。在含水的非极性介质中，磷脂分子可以倒微团(inverted micelle)形式存在。当它在空气中形成细胞时，形成倒脂双层(inverted bilayers)，磷脂的尾部朝空气，两层磷脂的极性头部相对，中间夹水。

当脂质分子分散于水溶液时，浓度一旦达到临界微团浓度(critical micelle concentration, CMC)，脂质分子即发生聚集。形成微团脂质的 CMC 约为 10^{-5}mol/L，形成脂双层脂质的 CMC 约为 10^{-10}mol/L。随着脂质分子浓度的增加，聚集态结构可能改变，从微团到膜泡、脂双层，以致最后在高浓度下变为各种倒微团。单链碱性分子不形成脂双层，而更倾向于形成球状团，其极性头在表面，疏水链集束一起构成内核(interior core)，具有两条烃链的磷脂分子则形成脂双层。

当前对于脂质双层的形成是这样解释的：由于膜的四周都是水，膜脂质分子的亲水端都朝向膜的外边，而疏水端则都朝向膜的中央，故能自动形成脂质双层结构。各个脂质分子在疏水端之间的相互吸引主要依靠疏水力和非键合型分子力(范德瓦耳斯力)，亲水端和水分子之间的相互吸引则主要靠氢键和静电引力作用。因为亲水端争相与水分子吸引，而疏水端彼此以疏水力相互吸引紧紧聚集以避免与水接触，结果便形成了亲水端向外、疏水端向内的脂质双分子层。

2.2.2　外加电场下的细胞响应

在正常情况下，细胞膜表面的钠离子通道关闭，细胞膜两侧的钠离子不能自由流动。然而，细胞膜上的部分钾离子通道可以打开，因此钾离子会通过主动运输扩散到细胞外，使得细胞外聚集大量的钠、钾离子，细胞内则主要是钾离子，造成细胞膜两侧离子浓度差异，形成了细胞膜两侧电位差，称为细胞膜跨膜电位。正常状态下细胞膜跨膜电位又称细胞膜静息电位。多数细胞正常情况下静息跨膜电位呈现内负外正的分布，如图 2.3(a)所示，此状态称为细胞的极化状态。当细胞暴露于外电场下时，在电场作用下细胞内外带电粒子将在细胞膜两侧累积，面对外电场正极的一侧，细胞内负外正的电荷分布增强，该过程称为细胞膜的超极化过程；而面对外电场负极的一侧，细胞内负外正的电荷分布减小，该过程称为细胞膜的去极化过程，如图 2.3(b)所示，因此可以看出在电场方向不变的前提下，细胞跨膜电位分布具有不对称性。当外加场强足够强时，细胞膜跨膜电位上升到某一阈值会导致细胞膜绝缘特性破坏，表现为细胞膜的通透性急剧升高，使得正常条件下难以通过细胞膜的离子、分子能够轻松通过细胞膜，类似于细胞膜表面形成"微孔"，称该现象为细胞膜电穿孔。从高电压角度分析，带电粒子流通更加自如，即细胞膜电导率升高，类似于绝缘介质击穿，因此也称该现象为细胞膜电击穿[4,5]。

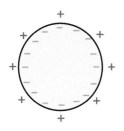
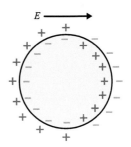

(a) 正常状态下细胞膜静息电位分布　　　　(b) 外加电场作用下细胞膜跨膜电位分布

图 2.3　细胞膜跨膜电位分布

细胞膜电穿孔的概念最早出现在 20 世纪 60 年代脉冲电场对微生物的生物效应研究中[6]。1982 年，Neumann 等[7]发现脉冲电场下的电穿孔效应能够促进基因转移到细胞内部。细胞在脉冲电场下的这一特性引起了研究人员的广泛关注，试图从理论角度进行解释。细胞在电穿孔过程中，由于细胞膜结构特点，一般会经历疏水孔到亲水孔的转变。由于微孔尺寸较小并且稳定性较差，目前难以通过显微镜直接观察到穿孔动态过程，电镜则会对细胞膜造成伤害，所以对细胞膜电穿孔的动态过程研究目前仍主要停留在数值仿真阶段。

当把细胞作为理想球形考虑时，在外部电场作用下，根据拉普拉斯方程求解得到细胞膜两侧的跨膜电位为

$$U_{\text{TMP}} = 1.5 r_{\text{cell}} E \cos \theta \tag{2-1}$$

式中，U_{TMP} 为细胞膜跨膜电位；r_{cell} 为细胞半径；θ 为细胞膜上某一点与细胞中心点的连线同外加电场之间的夹角；E 为外加场强。

由式(2-1)可见，外加电场作用下细胞膜的跨膜电位与细胞几何尺寸、外加电场大小相关，且细胞膜跨膜电位随位置呈现出余弦分布。

2.2.3 细胞膜电穿孔机理

考虑到磷脂为膜质的基本组成部分，可以将细胞膜视为仅由单一磷脂构成。在外加脉冲电场的作用下，细胞膜上必然会受到电场力的作用，而组成细胞膜的分子必然会在电场力作用下发生吸引、排斥乃至碰撞等运动，直至最后出现"孔洞"。以经典牛顿力学为基础的分子体系运动模拟方法——分子动力学，可用于模拟外加电场作用下分子的运动轨迹，由此揭示细胞膜电穿孔的动态过程。

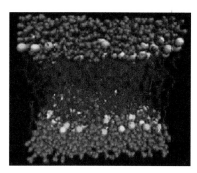

图 2.4 DPPC 脂质双分子层膜模型初始构象

选择简化的二棕榈酰磷脂酰胆碱(dipalmitoyl phosphatidyl choline, DPPC)脂质双分子层膜模拟细胞膜，用于仿真外加脉冲电场作用下细胞膜电穿孔的过程。利用 Packmol 程序生成模拟体系的初始结构，如图 2.4 所示，该模拟体系由 DPPC 脂质双分子层膜和水分子组成，DPPC 脂质分子由显示为紫色的疏水脂肪酸链和亲水的偶极子(磷脂酰胆碱)共同组成，偶极子由显示为黄色的胆碱(+)和显示为青色的磷脂( )共同构成。

1. 脂质双分子层膜电穿孔的分子动力学分析

仿真中向细胞膜施加脉冲电场，形成高于 1V 的跨膜电位，偶极子在脉冲电场的作用下出现振动和转动并开始出现结构性重排，脂质双分子层膜出现初始缺损，电穿孔随之迅速形成。

如图 2.5(a)所示，当 $t=0.9$ns 时，偶极子在脉冲电场的作用下振动并发生偏转，最终导致脂质双分子层膜出现初始缺损；如图 2.5(b)所示，当 $t=1.3$ns 时，亲水性的偶极子在重定位过程中带动水分子进入脂质双分子层膜内部并导致脂肪酸链翻转，这是亲水性微孔的中间状态(电穿孔呈沙漏状)；偶极子重定位完成之后，电

穿孔也随之初步形成，图 2.4(c) 是电穿孔初步形成后的情形（电穿孔呈圆柱状）。

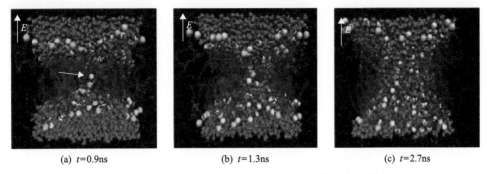

(a) t=0.9ns   (b) t=1.3ns   (c) t=2.7ns

图 2.5 脉冲电场诱导 DPPC 脂质双分子层膜电穿孔形成

　　脉冲电场诱导细胞膜电穿孔的初期会有很多微孔出现。然而，表面积一定的细胞膜中分子的总数目是一定的，微孔的形成影响膜表面的压力，并导致细胞膜局部密度和电压等发生变化，这些因素使得多个微孔的发展会相互影响、相互制约，即一个微孔的发展变化必然影响邻近微孔的发展。扩大的微孔将挤压和移动脂质分子，"吞噬"邻近的微孔。因此，在电穿孔发展过程中一些微孔将会收缩或者被"吞噬"，另一些微孔将逐渐增大形成电穿孔并达到动态平衡。

　　脉冲电场作用下孔洞的变化过程如图 2.6 所示。脉冲电场作用初期（1.1ns 以内）出现多个微孔；当 t=1.4ns 时，位于下方的微孔逐渐增大并且限制了上方微孔的

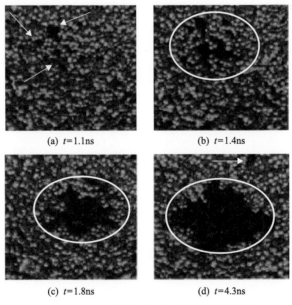

(a) t=1.1ns   (b) t=1.4ns

(c) t=1.8ns   (d) t=4.3ns

图 2.6 DPPC 脂质双分子层膜电穿孔俯视图

发展；最终当 $t=1.8\mathrm{ns}$ 时，下方微孔"吞噬"了上方的微孔，并在 $t=4.3\mathrm{ns}$ 时开始形成电穿孔并逐渐达到动态平衡。DPPC 脂质分子的运动最终会使得微孔周围密度升高，微孔的形成不是完全孤立的，并且很难形成两个距离相近的电穿孔。

2. 电穿孔孔径发展趋势

电穿孔的发展是由初期多个不规则的"微孔"逐渐发展为单个较大的椭圆形"孔洞"并逐步达到动态平衡的过程。

选取 x 和 y 两个方向作为椭圆的两个半轴，得到 DPPC 脂质双分子层膜电穿孔孔径发展趋势，如图 2.7 所示。在 0～1.2ns 时间内，DPPC 脂质分子的偶极子在脉冲电场作用下振动和转动并导致脂质双分子层膜出现初始缺损，这一阶段占用了电穿孔整个形成过程的多数时间；偶极子重定位初步完成后，在约 0.5ns 内电穿孔迅速形成。偶极子重定位和重排列的同时，疏水的脂肪酸链在偶极子带动下翻转，这一过程中孔径不再显著增加。脂肪酸链翻转并重定位完成以后，孔径缓慢增大到约 4.6nm（$t=4.3\mathrm{ns}$）。由脂质双分子层膜电穿孔孔径随时间的发展趋势可知，在脉冲电场作用下可在 4～5ns 时间内形成电穿孔，并保持动态平衡状态。

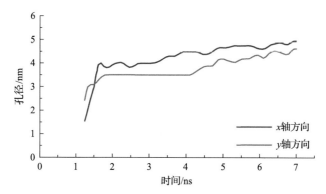

图 2.7 DPPC 脂质双分子层膜电穿孔孔径发展趋势

2.2.4 细胞膜不可逆电穿孔

细胞膜能否发生电穿孔与外加电场引起的细胞膜跨膜电位密切相关，研究发现外加场强达到 1kV/cm 左右时，引起的跨膜电位才足以使得细胞膜发生明显的电穿孔现象。为了避免直流高压引起的热效应，脉冲电场成为一种能够引起电穿孔消融同时避免热效应的最佳刺激形式。实验研究发现，通过施加外部脉冲电场能够引起细胞膜发生电穿孔，当脉冲撤去后，细胞膜上的缺陷能够自我恢复，细胞仍然可以保持活性，即电穿孔过程是可逆的，该种现象称为可逆电穿孔。第 1 章已经介绍过，可逆电穿孔目前主要应用于暂时性提高细胞膜通透性以增加细胞对大分子物质的吸收，但是电穿孔本身并不影响细胞活性[8]。

可逆电穿孔的应用中电穿孔主要扮演辅助的角色，真正起到治疗作用的仍然是药物、DNA 或其他借助电穿孔进入细胞内部的大分子。然而在实验中，研究人员发现当脉冲幅值和脉冲个数增加时，在撤去脉冲后，细胞难以恢复到脉冲处理前的状态，最终导致细胞死亡。因而，这是一种单纯依靠脉冲电场作用杀伤细胞的物理处理手段。说明通过调整治疗脉冲参数可以对细胞造成不可逆转的破坏，最终导致细胞死亡，这种现象称为不可逆电穿孔。至今不可逆电穿孔的作用机制仍未得到完全的解释，第 1 章中介绍了目前广大研究人员普遍认可的两种推测，但是这并没有影响到其在生物医学领域的应用，尤其是在肿瘤消融应用领域。

从电场作用下细胞膜跨膜电位的解析式可以看出，同样条件下细胞尺寸越大，诱导的跨膜电位越高，越容易发生电穿孔。此外，肿瘤组织与周边正常组织存在介电参数上的差异，从而导致电场在肿瘤区域和正常组织区域分布不同，通过调整脉冲参数可以实现脉冲电场选择性地靶向作用于肿瘤组织，减少对正常组织的伤害。实验研究发现，一般只需要加 90~120 个脉冲即可实现肿瘤组织的有效消融，因而在重复频率为 1Hz 的条件下，其治疗时间仅为几分钟。最后，区别于现有的物理热疗法，不可逆电穿孔通过破坏细胞膜结构诱导细胞死亡，因而其杀伤机制具有非热的显著特性。

2.2.5 基于电场应力的细胞内外膜电穿孔机理

现有文献对于电穿孔机理的研究大多基于跨膜电位展开。然而，单纯跨膜电位的计算无法解释孔的形成、扩大、维持和消失的整个过程。前述仿真研究虽然可以定性地分析脉冲电场作用下电穿孔的整个过程，但无法进行定量的计算。

根据生物膜的生理特性，膜内分子之间的相互作用力是维持细胞膜完整性的重要因素。在外加电场作用下，从电磁学的观点出发，必然有作用于细胞膜的电场应力。当电场应力大到一定程度时，必然会打破细胞膜内分子之间相互作用力的平衡，继而导致电穿孔的出现。为此，以下从电场应力的角度对电穿孔的机理进行研究，并定量计算细胞发生不可逆电穿孔的外加场强阈值。

1. 磷脂分子的极化

根据物质分子的内部结构，可将其分为两类：一类分子中电荷分布不对称，正负电荷的作用中心不重合。每一个分子可以等效为一个电偶极子（电偶极子，即一对相距极近的等值异号点电荷，用偶极矩 $p=ql$ 表示其特性，q 为点电荷电量，l 为从$-q$到$+q$的矢径），这类分子称为有极分子。无外加电场作用时，分子偶极矩的取向是杂乱的。另一类分子中电荷分布对称，电偶极矩为零，称为无极分子。

任何一种分子构成的介质，整体上都是呈现电中性的。没有外加电场时，介质本身在其外部和内部均不产生宏观电场。在外加电场作用下，无极分子中的正负电荷要产生方向相反的位移，使之产生感应偶极矩。对于有极分子，外加电场的力矩使分子固有偶极矩趋向于沿电场方向排列，但分子的热运动及分子间的相互作用则要阻碍这种有序的排列，两者的净效应是使有极分子的取向较为规则。在外电场作用下，或是介质分子产生感应偶极矩，或是分子固有偶极矩沿外电场方向取向。介质对外电场的这种响应称为极化。

细胞膜的磷脂分子也不例外。无外加电场时，磷脂分子亲水性的头部存在偶极子，偶极子之间的距离约为 5Å，疏水端的尾部不存在偶极子。正常 pH 值下，亲水性的头部偶极矩约为 20dyn（1dyn=10^{-5}N）。偶极矩排列是杂乱无章的，总的偶极矩为零。在外加电场作用下，亲水性头部的偶极矩沿电场方向取向，而非极性的尾部中感应的正负电荷要产生方向相反的位移，形成诱导偶极矩，最终结果表现为诱导偶极矩的方向也沿电场方向取向。

在外加电场的作用下，由于细胞膜的介电常数 ε_1 与细胞外悬液的介电常数 ε_2 和细胞质的介电常数 ε_3 不同，从电磁学的观点出发，必然有作用于细胞膜表面的电场力。下面将对外加电场作用下细胞膜所受的电场应力进行计算。

2. 电场作用下细胞所受电场应力的计算

采用笛卡儿坐标系时，取 E 方向为膜表面的垂直方向，x、y 组成的平面为细胞膜表面。根据亥姆霍兹方程，由式（2-2）可计算电场 $E(x, y, z)$ 作用下细胞膜所受的力 $F(x, y, z)$：

$$F = \rho E + \frac{1}{2}E^2 \nabla \varepsilon + f \tag{2-2}$$

式中，ρ 为介质内的自由电荷密度；E 为外加电场；f 为不同介质交界处的电致伸缩力，即内应力；ε 为介质的介电常数。

假设细胞膜为各向同性电介质，则膜所受的电场应力 F 可分解到 x、y、z 三个方向：

$$T_x = T_y = \frac{1}{2}|E|^2\left(1 + \frac{a_2}{\varepsilon_r}\right) \tag{2-3}$$

$$T_z = \frac{1}{2}|E|^2\left(1 - \frac{a_1 + a_2}{\varepsilon_r}\right) \tag{2-4}$$

式中，a_1、a_2 为脉冲电场在 x、y 方向上引起的细胞介电性及体积形变参数；T_z 与细胞膜表面垂直，为负值时，是压缩力，相当于麦克斯韦力。T_x、T_y 作用于细胞膜平面内，对细胞膜的稳定性起着关键作用。它们共同作用使细胞膜表面张力减小，磷脂分子之间的内聚力减弱，使得细胞膜向 x、y 方向扩张，最终导致细胞膜出现"孔洞"。

假定细胞膜在横向和纵向所受的界面张力分别为 p_n 和 p_t，细胞膜所受张力为

$$\gamma = \int_0^d (p_n - p_t)\mathrm{d}z \tag{2-5}$$

在外加电场的作用下，细胞膜所受的张力为

$$\gamma = \int_0^d (p_n + T_z) - (p_t + T_x)\mathrm{d}z \tag{2-6}$$

实际的生物膜中，存在新陈代谢作用产生的电场 E_0 和外加脉冲电场产生的电场 E 两部分。在两部分电场的作用下，细胞膜上张力的变化量为

$$\begin{aligned}\Delta\gamma &= -\int_0^d \varepsilon\left[(E_0 + E)^2 - E_0^2\right]\left(1 - \frac{a_1}{2\varepsilon_r}\right)\mathrm{d}z \\ &= -\int_0^d \varepsilon(2E_0 E + E^2)\left(1 - \frac{a_1}{2\varepsilon_r}\right)\mathrm{d}z\end{aligned} \tag{2-7}$$

当外加电场 E 远大于新陈代谢作用产生的电场 E_0 时，细胞膜上张力的变化量可简化为

$$\Delta\gamma = -\int_0^d \varepsilon E^2\left(1 - \frac{a_1}{2\varepsilon_r}\right)\mathrm{d}z \tag{2-8}$$

忽略 $\left(1 - \frac{a_1}{2\varepsilon_r}\right)$ 项，细胞膜上张力的变化量则为

$$\Delta\gamma = -\int_0^d \varepsilon E^2\mathrm{d}z \tag{2-9}$$

3. 细胞膜临界穿孔场强阈值的确定

由式(2-9)可见，细胞张力与 E^2 成正比，且为负相关，即外加电场作用总是试图减小膜表面张力。当外加电场足够大时，细胞膜的净张力为零，即细胞膜上张力的变化量刚好抵消其内聚力，此刻细胞将失去所有的内聚力而导致"孔洞"的出现。因此，细胞膜临界穿孔的阈值可以根据其表面张力的大小确定。

细胞膜的张力与李普曼效应有关，据此估计其界面应力的范围在 $1\sim10\mathrm{mN/m}$。假设膜的厚度 d 为 5nm，膜界面张力为 10mN/m，根据式(2-9)可以计算出正常细

胞发生穿孔时膜中的场强(击穿场强)为 1.5×10^6V/cm，跨膜电位为 0.71V；肿瘤细胞的击穿场强为 6.7×10^5V/cm，跨膜电位为 0.53V。

2.3 不可逆电穿孔治疗肿瘤的生物效应机理

在不可逆电穿孔细胞杀伤微观作用机制得以解释后，不可逆电穿孔细胞杀伤的生物效应机理成为下一个需要解决的关键问题。研究人员首先开展了高压脉冲电场剂量与细胞死亡间剂量-效应关系的研究，从宏观层面观测了脉冲参数对细胞死亡途径的影响。随后，从宏观细胞杀伤效应出发，分析得出了脉冲电场参数的窗口效应并做出理论解释，进一步基于窗口效应研究了高压脉冲电场参数对诱导的细胞凋亡与坏死的影响。最后，对多细胞空间细胞转移与侵袭能力受高压脉冲电场的影响进行了实验研究，从而对高压脉冲电场下引起的细胞生物效应有了相对较为全面的研究。

2.3.1 脉冲电场剂量-效应关系的实验研究

研究人员以人宫颈癌细胞 HeLa 为实验对象，通过综合运用碘化丙啶(propidium iodide, PI)示踪电穿孔、CCK-8 法检测活性和流式细胞术测定凋亡三种实验手段，系统分析诱导细胞发生 RE、IRE 及凋亡的脉冲电场的场强参数，探讨微秒脉冲诱导细胞凋亡的相关机理。

PI 示踪电穿孔实验结果如图 2.8 所示。可见，随脉冲场强增加，细胞阳性染色率基本呈增大趋势，并趋于饱和。当场强为 500V/cm、750V/cm 和 1000V/cm 时，细胞阳性染色率分别为 8.38%、18.29%和 61.46%，可以看出 1000V/cm 实验组与前面几组出现显著性差异($P < 0.05$)，说明此时可能开始出现明显的电穿孔现象。当外加脉冲场强达到 1500V/cm 时，细胞的阳性染色率基本饱和，接近 100%，即几乎所有细胞均发生了不同程度的穿孔。然而，此时的细胞穿孔是可逆穿孔，还是不可逆穿孔，尚需结合其他实验手段才能确定。

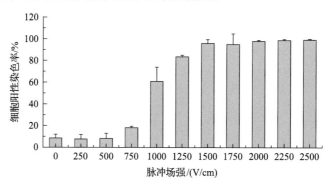

图 2.8　细胞阳性染色率与脉冲场强的关系

根据 CCK-8 法的检测结果，计算得到电场处理后 24h 各组细胞的存活率，如图 2.9 所示。可见，随着脉冲场强的增加，细胞存活率先基本不变，后呈下降趋势。其中，1250V/cm 实验组与前面 3 组比较有显著性差异（$P<0.05$），说明此时细胞已出现明显的坏死现象，但致使细胞出现坏死的原因既可能是凋亡，也可能是不可逆电穿孔。因此，需要结合流式细胞术检测凋亡实验，进一步区分细胞坏死的可能诱因。

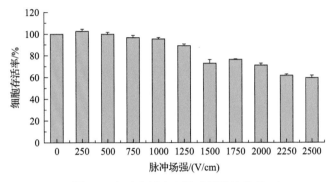

图 2.9　细胞存活率与脉冲场强的关系

根据 CCK-8 法检测得到的结果，围绕细胞存活率发生显著变化的电场参数，将实验分成 8 组，其中脉冲电场处理组 7 组，场强依次为 750V/cm、1000V/cm、1250V/cm、1500V/cm、1750V/cm、2000V/cm 和 2250V/cm，另外 1 组未施加脉冲电场，为空白对照组。各实验组分别于处理后 2h 及 24h 加入 Annexin V-FITC 和 PI（凋亡试剂盒购于美国 BIO-RAD 公司），孵育 10min 后送流式细胞仪。以凋亡检测试剂 FITC 和 PI 荧光做双参数点图，将细胞分为四种：机械损伤细胞（Annexin V–/PI+）、正常细胞（Annexin V–/PI–）、早期凋亡细胞（Annexin V+/PI–）和晚期凋亡与坏死细胞（Annexin V+/PI+）。根据流式细胞术检测的结果，得到如表 2.1 所示的统计数据。

表 2.1　脉冲电场致 HeLa 细胞凋亡与坏死检测结果

脉冲场强 /(V/cm)	2h		24h	
	早期凋亡率/%	晚期凋亡与坏死率/%	早期凋亡率/%	晚期凋亡与坏死率/%
0	2.19±2.23	3.73±2.21	6.38±1.98	6.69±2.01
750	3.22±2.16	5.53±2.35	6.77±3.32	5.59±1.66
1000	3.78±3.22	6.61±2.12	6.42±2.57	6.28±1.93
1250	8.57±2.76	6.56±2.89	5.77±3.04	10.52±2.97
1500	12.41±4.24	7.72±2.72	6.74±3.17	16.86±3.32
1750	13.94±3.54	10.10±2.36	6.83±2.74	22.04±5.17
2000	17.54±5.11	11.25±3.43	6.56±2.85	22.69±4.63
2250	22.82±3.37	13.38±2.98	7.32±3.76	32.29±5.83

由表 2.1 脉冲电场致 HeLa 细胞凋亡与坏死检测结果中 2h 数据可见，随外加脉冲场强的增加，各实验组细胞 2h 的早期凋亡率增大。从 1250V/cm 实验组开始，凋亡率与对照组比较出现显著性差异($P<0.05$)，且 1500V/cm 实验组的凋亡率与对照组和 750V/cm、1000V/cm 实验组也均有统计学差异，因此可初步推断当外加场强为 1250～1500V/cm 时，细胞应出现显著的凋亡现象。而进一步增加场强，坏死细胞比例则明显增加，表明当场强增加至 1750V/cm 时，细胞坏死可能开始占据主导地位。

表 2.1 脉冲电场致 HeLa 细胞凋亡与坏死检测结果中电场处理后 24h 的早期凋亡检测结果显示，各处理组与对照组均无显著性差异，说明脉冲电场所诱导的 HeLa 细胞的凋亡现象并无明显的延后效应。晚期凋亡和坏死细胞的检测结果则完全不同于早期凋亡检测结果。750V/cm 和 1000V/cm 实验组的死亡细胞比例与对照组相当；当场强达到 1250V/cm 及以上时，死亡细胞比例明显增大，且 1500V/cm 实验组与对照组和 750V/cm、1000V/cm 实验组相比较均有显著性差异，而当场强达到 1750V/cm 时，死亡细胞比例陡然增大。以上数据进一步说明当外加电场的场强为 1250～1500V/cm 时，细胞凋亡效应占据主导地位，而当场强增加至 1750V/cm 及以上时，细胞的不可逆性穿孔引起的细胞坏死则可能开始占据主导地位。

2.3.2 脉冲场强参数的窗口效应及机理

1. 微秒脉冲场强参数的"窗口效应"

由 PI 检测结果可知，当外加脉冲电场的场强达到 750V/cm 时，PI 阳性染色的细胞开始增多，说明细胞膜上已经开始出现一定大小和数量的"孔洞"。而由 CCK-8 法检测可知，同样场强的脉冲电场作用下，实验组的细胞活性与对照组没有显著性差异，流式细胞术检测结果也显示细胞没有明显的凋亡或坏死发生，表明此时细胞膜仅仅发生暂时性的可逆穿孔，并没有对细胞的存活和增殖产生明显影响。当场强升高至 1000V/cm 时，由于细胞膜上孔洞的尺寸增加、数量增多，细胞 PI 阳性染色率进一步升高，而 CCK-8 法和流式细胞术的检测结果仍然没有明显变化。由此可推断，当场强在 750～1000V/cm 范围时，微秒脉冲电场的生物学效应主要为可逆电穿孔，基本不影响细胞的生存和增殖。

由 CCK-8 法检测 HeLa 细胞活性的实验结果可知，当场强达到 1250V/cm 时，细胞活性开始受到抑制，与对照组比较，差异具有显著性，说明此时细胞已经开始出现死亡。但用流式细胞术检测脉冲电场作用后 2h 的细胞发现，1250V/cm 实验组的坏死率仅为 6.56%，与场强更小的实验组和对照组比较，均没有明显差别，说明细胞此时并未发生急性坏死，即细胞并未发生不可逆电穿孔。同时，由流式细胞术检测得到，实验组细胞的早期凋亡率较对照组高，随着外加场强增大，早期凋亡率不断上升，凋亡效应越来越明显。当外加脉冲场强达到 1750V/cm 及以上时，处理后 2h 的坏死细胞开始显著增加，且呈现剂量-效应的正相关性。由此可知，当场强在 1250～1500V/cm 范围内，脉冲电场的生物学效应主要表现为凋亡效应，而当场强增大至 1750V/cm 及以上后，不可逆电穿孔引起的坏死成为主要效应。

由上述分析可知，HeLa 细胞在脉冲宽度 100μs、重复频率 1Hz 的 8 个外加脉冲电场作用下，随着场强增加，细胞依次出现可逆电穿孔效应、凋亡效应和不可逆电穿孔引起的坏死效应，且三者的"窗口"场强参数存在一定的交集。

2. 基于场强参数"窗口效应"的机制

对于脉冲电场作用下的细胞电穿孔现象，国内外学者一般都是基于细胞的电场模型或电路模型，通过计算电场所诱导的跨膜电位开展研究。为分析和阐释以上实验中发现的场强"窗口效应"机制，并考虑到线粒体是细胞凋亡过程的引发器和放大器，为了进一步计及线粒体的影响，建立如图 2.10 所示的细胞等效电路模型。

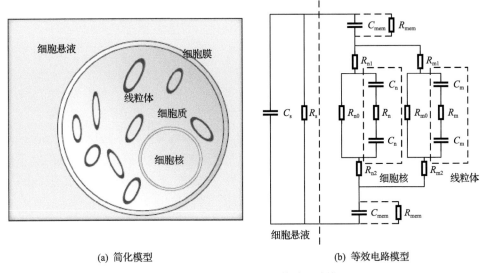

(a) 简化模型　　　　　　　　　　　　　(b) 等效电路模型

图 2.10　细胞的简化模型及等效电路模型

图 2.10(b) 为细胞的等效电路模型，各电路元件说明如下：电阻 R_s 和电容 C_s 构成的并联支路表示细胞悬液；由于细胞膜在发生穿孔前主要表现为电容性质，用纯电容 C_{mem} 描述细胞膜；R_{n1} 和 R_{n2} 表示细胞膜与细胞核之间的细胞质；考虑到细胞核膜表现为电容性质，而细胞核内的核基质表现为电阻性质，故用图 2.10(b) 虚框内两个电容 C_n 和电阻 R_n 构成的串联支路表示细胞核，R_{n0} 则表示横跨细胞核的细胞质；与细胞核类似，每个线粒体同样可用"电容 + 电阻 + 电容"的单元电路

表示，则胞内所有线粒体的等效电路由若干个单元电路串、并联而成，并最终可简化为由电容 C_m 和电阻 R_m 构成的串联支路，R_{m0} 则表示横跨线粒体的细胞质。事实上，若不计图中线粒体支路及与之串并联的电阻，即得到现有研究中广泛应用的细胞等效电路。

当外加脉冲电场作用于细胞悬液时，电容 C_{mem} 两端的电压 V_{cc} 即细胞膜的跨膜电位升高。当外加脉冲的场强增大时，V_{cc} 也随之线性增加。当 V_{cc} 增至细胞膜发生穿孔的阈值跨膜电位时，细胞膜就出现孔洞。孔洞一旦出现，细胞膜的电导率激增，不能再将其视为纯电容，而应该用电容和电阻的并联电路等效（图 2.10(b)），则细胞膜对胞内细胞器的屏蔽作用减弱。随着外加脉冲场强增加，孔洞大小和数量均会不断增加，电导率进一步增大，根据阻抗分压的原理，作用于线粒体膜上的电压必然大幅增加。当场强继续增加至一定数值后，线粒体膜的跨膜电位势必超过其击穿的阈值电压，从而导致洞亡发生。外加脉冲场强继续增加，外膜上孔洞大小将超过一定尺寸而无法愈合，即发生不可逆电穿孔现象，胞外基质以及其他分子涌入细胞内，最终导致细胞崩解坏死。根据以上分析，随着外加脉冲场强的增加，细胞会依次出现可逆电穿孔、洞亡和不可逆电穿孔现象，这很好地解释了实验结果。

上述研究基于细胞的电路模型对微秒脉冲场强的窗口效应进行了解释。为更加直观地反映电穿孔过程中细胞各组成部分电参数变化对细胞内外膜的跨膜电位的影响，下面采用经典球形单细胞五层介电模型，计及电穿孔过程中细胞膜电导率的变化，对微秒脉冲电场作用下的细胞内外膜跨膜电位进行定量的仿真研究。

仿真中采用的模型和参数均与前述相同。不同的是，设定细胞膜发生电穿孔前的电导率为 1×10^{-5} S/m，而当发生穿孔即细胞膜上出现孔洞后，细胞膜的电导率将会增大，且其增幅与孔的尺寸和数量有关，有文献曾报道当细胞膜出现"孔洞"时，其电导率可激增几倍甚至数十倍。因此，考虑选用 3×10^{-4} S/m（穿孔前的 30 倍）作为穿孔达一定程度时的膜电导率来模拟分析穿孔过程中电导率的增加对细胞内外膜跨膜电位的影响。根据上述模型和仿真参数，选择脉冲宽度为 1μs、幅值为 1000V/cm 的微秒方波脉冲电场作为外加电场进行仿真。两种不同细胞膜电导率下，细胞内外膜的跨膜电位波形如图 2.11 所示。

由图 2.11 可见，在微秒脉冲电场作用过程中及作用后，两种情况下内外膜跨膜电位的变化趋势大致相同。外膜跨膜电位都经历一个由零增至最大值再减小到零的过程。内膜跨膜电位的变化较为复杂，脉冲电场作用后的短时间内，内膜跨膜电位迅速增大至最大值，随后缓慢减小并维持在某一大于零的数值。脉冲电场撤销瞬间，内膜上的跨膜电位迅速反向，然后该数值为负的内膜跨膜电位再缓慢变化至零。

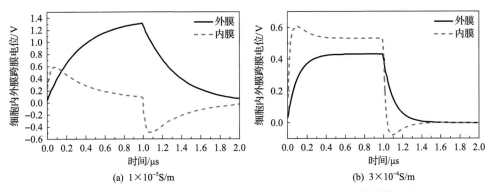

(a) 1×10^{-5} S/m　　　　　(b) 3×10^{-4} S/m

图 2.11　不同细胞膜电导率与脉冲电场诱导的细胞内外膜跨膜电位

然而，两种情况下，跨膜电位的数值以及内外膜跨膜电位的相对大小有显著性差异。当细胞膜电导率为 1×10^{-5} S/m 时（图 2.11（a）），外膜跨膜电位的最大值约 1.3V，内膜上正向和反向跨膜电位的最大值分别为 0.6V 及–0.5V。而当细胞膜电导率为 3×10^{-4} S/m 时（（图 2.11（b）），以上三个数值分别为 0.4V、0.62V 及–0.1V。特别是，当细胞膜电导率为 1×10^{-5} S/m，即未发生穿孔时，除了脉冲电场作用初期的约 0.2μs 之外，外膜的跨膜电位均明显大于内膜；而当细胞膜电导率增加至 3×10^{-4} S/m，即细胞膜上出现一定数量的"孔洞"时，在脉冲电场作用的整个 1μs 内，内膜电压的数值始终大于外膜。

电穿孔程度不同，细胞膜电导率的大小也有所差异。为进一步直观反映不同程度的电穿孔对细胞内外膜跨膜电位的影响，考虑不同大小的细胞膜电导率，按前述方法计算跨膜电位，得到的细胞内外膜跨膜电位的幅值之比如图 2.12 所示。

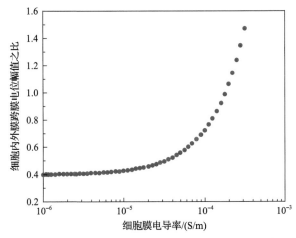

图 2.12　细胞内外膜跨膜电位的幅值之比与细胞膜电导率的关系

可见，随着细胞膜电导率的增加，即随着穿孔程度加剧，内外膜跨膜电位的比值持续增加，且当细胞膜电导率大于 1.8×10^{-4}S/m 后，该比值大于 1。由此可知，随着细胞穿孔程度加剧，外加脉冲电场对胞内细胞膜的作用不断增强，而对外膜（细胞膜）的作用则不断减弱，即外加脉冲电场作用靶点逐渐由细胞外膜移到细胞内膜，这与前述实验所得到的结果一致。

2.3.3 脉冲电场诱导肿瘤细胞不可逆电穿孔及凋亡机理

不可逆电穿孔（IRE）是一种具有非热效应的细胞杀伤手段，但是究竟通过什么样的机制最终导致恶性细胞死亡至今仍不完全清楚。以往的研究认为，IRE 破坏了脂质双分子层膜，导致细胞直接破裂；或者胞外离子等物质内流导致细胞肿胀、破裂。前述的细胞研究，已经初步证实场强相对较小的微秒脉冲电场可以诱导凋亡，而场强相对较大的微秒脉冲电场则会导致不可逆电穿孔坏死。但前述结论的得出仅是基于相对简单的间接检测方法，并无直接的证据证实。研究人员试图选择两组达到相同杀伤效果的电场脉冲参数，分别采用流式细胞术和透射电镜检测细胞的凋亡和坏死情况，并对与凋亡相关的两个重要的蛋白酶 Caspase-3 和 Caspase-8 的活性进行检测，以探明细胞坏死的机理。

在前述的窗口效应实验中，对细胞活力和场强之间的关系进行了探讨，研究发现：随着外加场强的增加，细胞存活率逐渐下降，和对照组相比，1000V/cm 组为 82.71%±12.32%，和对照组有显著性差异；2250V/cm 组细胞抑制基本达到最大效应，存活率为 62.25%±11.17%，和 2500V/cm 组并无显著性差异。根据此结果，选择 1000V/cm 和 2250V/cm 分别作为弱电场和强电场的标准参数，通过增加脉冲组数（每组 8 个），探讨两组场强能否达到相同的杀伤效果。为了避免热效应的影响，每组脉冲之间间隔 1min，在室温下处理细胞。

1. CCK-8 检测细胞存活率

当外加电场脉冲的组数由 1 组增加到 5 组时，1000V/cm 组的存活率分别为 79.26%±7.43%、60.52%±10.02%、31.45%±2.75%、17.55%±4.71%、6.35%±1.09%，而 2250V/cm 组的存活率分别为 59.43%±4.92%、5.94%±1.83%、2.20%±1.66%、1.53%±1.45%、1.50%±1.54%（图 2.13）。1000V/cm×5 组和 2250V/cm×2 组几乎可以达到杀伤的效果。两组对 HeLa 细胞杀伤率均能达到满意的程度，约为 94%。

根据上述结果，选择具有相当杀伤效果的 1000V/cm×5 组和 2250V/cm×2 组剂量的电场脉冲来探讨细胞死亡机理的差异。图 2.14 显示了两种参数电场脉冲处理后不同时间点细胞的存活率。2250V/cm×2 组剂量脉冲电场处理后，细胞迅速发生坏死，存活率在 2h 就显著下降至 11.21%±3.44%，4h 就已基本达到最大效应，存活率降至 5.56%±1.37%。而 1000V/cm×5 组剂量的脉冲电场处理后的细胞存活率则是随着时间的推移，是逐渐下降的，直到 12h 才达最大杀伤效果。存活率在 6～8h 之间下降最快，由 40.74%±8.25%到 13.69%±6.84%。

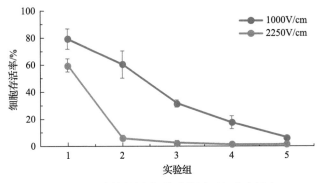

图 2.13　不同剂量电场脉冲作用下细胞存活率

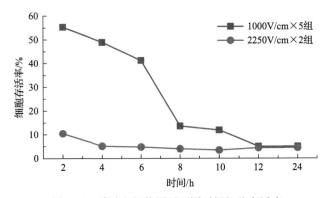

图 2.14　脉冲电场作用后不同时间细胞存活率

2. 流式细胞术检测凋亡和坏死

前述实验显示，1000V/cm 组脉冲电场处理后的 6～8h 细胞存活率下降最快。为探明其死亡机理，选择处理后 6h，利用 Annexin V 和 PI 双染，结合流式细胞术检测凋亡，结果如图 2.15 所示。由图明显可以看出，两种剂量的脉冲电场处理后细胞的活性均显著低于对照组，但二者也有显著差别，1000V/cm 组细胞凋亡的比例明显高于 2250V/cm 组，但后者的坏死比例却明显高于前者。

3. 透射电镜观察的细胞超微结构

透射电镜显示了处理后 6h 的 HeLa 细胞超微结构形态，如图 2.16 所示。1000V/cm 组脉冲电场处理的细胞镜下可见大量典型的凋亡细胞，细胞染色质浓集、细胞出芽、凋亡小体形成；而 2250V/cm 组细胞镜下则见许多细胞碎片，部分细胞膜失去完整性，形成大面积缺损。

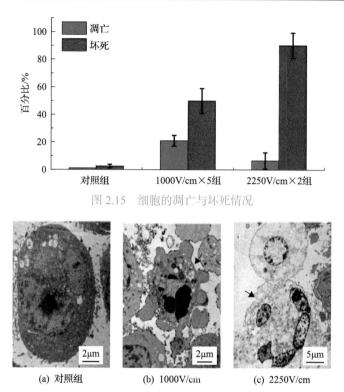

图 2.15　细胞的凋亡与坏死情况

(a) 对照组　　　(b) 1000V/cm　　　(c) 2250V/cm

图 2.16　细胞超微结构形态

4. Caspase-3 和 Caspase-8 表达的检测

本部分利用 Quantity One 图像定量分析系统对脉冲电场处理后细胞内的 Caspase-3 和 Caspase-8 活性片段的蛋白质印迹(western blot)检测结果进行半定量分析，结果如图 2.17 和图 2.18 所示，可见，1000V/cm 剂量处理组的 HeLa 细胞

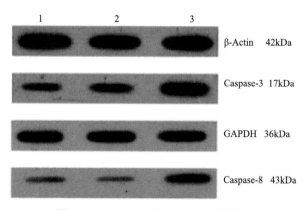

图 2.17　Caspase-3 和 Caspase-8 的表达

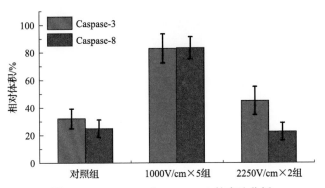

图 2.18　Caspase-3 和 Caspase-8 的表达分析

内两种酶的活性片段与对照组和 2250V/cm 剂量组均存在显著性差异($P<0.05$)，1000V/cm 剂量组明显高于对照组和 2250V/cm 剂量组，而 2250V/cm 剂量组与对照组的差别无统计学意义($P>0.05$)。

5. 微秒脉冲电场诱导细胞不可逆电穿孔的机制

HeLa 细胞分别用低场强和高场强两组参数脉冲电场处理后，观察其时间效应曲线。尽管 24h 的抑制率相同，但是细胞的死亡过程却有很大差别。2250V/cm×2 组电场脉冲处理后，HeLa 细胞活力在 4h 就降到最低水平，处理后 2h，大部分细胞已经死亡。这说明，高场强的脉冲电场作用下，杀伤效果迅速达到最大；而在另一剂量电场脉冲(1000V/cm×5 组)处理后 12h 才达到这样的效果，HeLa 细胞活力逐步下降，在 6～8h 时尤为明显。高场强脉冲电场可以使细胞膜严重穿孔，不可逆穿孔的细胞失去完整性，甚至成为碎片。可以推测这种即刻的最大杀伤效果是因为高场强脉冲电场可以直接破坏细胞，而低场强脉冲电场能够增加细胞膜的通透性，引起胞外物质内流，以及胞内物质外泄，细胞内稳态破坏，触发了细胞程序死亡信号，细胞逐步死亡。

Caspase 途径是细胞凋亡的主要途径之一。低场强组 Caspase-3 和 Caspase-8 都明显激活。Caspase-8 是死亡受体途径凋亡 Caspase 激活的第一环节。当利用低场强脉冲电场处理 HeLa 细胞时，在细胞膜上微孔形成的同时，某些信号激活了 Fas，引起 Caspase-8 活化上调，进一步诱发凋亡的级联反应。

实验从形态学上说明，虽然不同场强的微秒脉冲电场均可以诱导肿瘤细胞发生不可逆电穿孔坏死，但其机理存在一定的差异。低场强引起的不可逆性穿孔可以同时诱发凋亡，而高场强则主要是诱导细胞发生不可逆电穿孔而坏死。

2.3.4　脉冲电场对肿瘤细胞侵袭能力和转移能力的影响

根据电穿孔理论，在外加脉冲电场作用下，组织细胞能否发生不可逆电穿孔取决于组织中各点场强 E 的大小。为确保完全杀灭靶区肿瘤组织，必须保证靶向区域所有肿瘤细胞所承受的场强 $E > E_{ire}$（E_{ire} 为肿瘤细胞发生不可逆电穿孔的场强阈值），即用有效电场覆盖全部肿瘤细胞。因此，从理论上讲，只要肿瘤组织的位置、形状及尺寸已知，即可通过电场分布仿真及计算，获得能完全杀灭靶向肿瘤组织所需的脉冲电场的参数及电极阵列的布置方式。

然而，同其他物理治疗方法一样，IRE 在实际应用中必然也会受到各种因素的影响而导致肿瘤细胞难以被彻底杀灭，即治疗后肿瘤细胞有残存。出现残存的原因多种多样，如影像引导技术有限造成对肿瘤位置及体积的判定不精确、操作人员熟练程度不够而造成治疗效果欠佳等。残存的肿瘤细胞具有一定的黏附、侵袭和迁移能力，容易导致肿瘤复发和转移，而肿瘤的复发和转移正是肿瘤患者致死的最主要原因之一。因此，能否成功抑制残存肿瘤细胞的复发和转移，成为确保肿瘤治疗效果的关键问题。

在 IRE 的实际应用中，所采用的电极多为针状电极。针状电极所形成的电场分布是极不均匀的，电极针附近区域（即靶向区域）的场强最大，而与电极针距离较远的区域，场强逐步衰减。因此，电极针附近的肿瘤细胞，由于被有效电场（$E > E_{ire}$）所覆盖，可以确保被完全杀灭；而残存的肿瘤细胞往往处于距离电极针较远的区域，虽未被杀灭，但仍承受了一定强度的脉冲电场的作用。那么，作为一种外加刺激，脉冲电场对残存肿瘤细胞的作用是怎样的？残存肿瘤细胞的黏附、侵袭和转移能力是被抑制还是被激发？这些问题正是保证 IRE 疗效的关键问题，也是 IRE 进一步推广应用所必须回答的问题。

研究人员继续以人宫颈癌细胞 HeLa 为实验对象，通过基质胶的黏附实验、细胞体外侵袭和迁移实验，分别对脉冲电场处理后细胞的黏附、侵袭和迁移能力进行研究，以探讨脉冲电场对肿瘤细胞转移能力的影响，并通过检测脉冲电场对侵袭相关因子 MMP-2 及其抑制物 TIMP-2 表达的调控和对细胞骨架相关因子 RhoC 表达的调控，探讨对转移能力影响的机制，为 IRE 的临床推进提供实验依据。

1. 基质胶的黏附实验

进行基质胶黏附实验时，每组重复 10 次，实验结果如表 2.2 所示。经 t 检验发现，各处理组的细胞 OD(optical density，吸光度，用光密度表示)值与对照组均有显著性差异，即处理组的黏附细胞数明显少于对照组，说明脉冲电场可以明显减弱 HeLa 细胞对细胞外基质的黏附能力。此外，各处理组的 OD 值也存在显著性差异，说明黏附抑制能力对脉冲电场的场强存在依赖关系，场强越大，对细胞黏附能力的抑制作用越强。

表 2.2　HeLa 细胞的黏附实验结果

编号	场强/(V/cm)	OD 值
A	0	0.2881 ± 0.0179
B	500	0.2607 ± 0.0022
C	1000	0.2005 ± 0.0035
D	1500	0.1645 ± 0.0056

注：A、B、C、D 组间均有显著性差异（$P<0.05$）。

2. 细胞体外侵袭实验

进行细胞体外侵袭实验时，每组重复 10 次，每次随机选取 5 个视野进行计数（其中某个视野如图 2.19 所示，图中乳白色圆形物为侵袭进入下室的 HeLa 细胞），实验结果如表 2.3 所示。由表 2.3 可见，脉冲电场处理后，侵入下室 HeLa 细胞数量减少，经 t 检验发现，除 500V/cm 处理组（B 组）与对照组（A 组）无显著性差异外，其余数据组间均存在显著性差异，说明外加脉冲电场对细胞的侵袭能力有一定的抑制作用，且抑制作用的大小与脉冲电场的场强存在一定的依赖关系，场强越大，对细胞侵袭能力的抑制作用越强。图 2.19 所示的侵袭图片对这一结论也有直观反映。

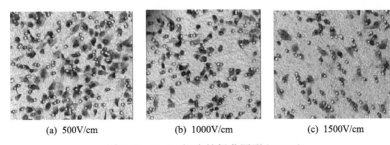

(a) 500V/cm　　　　(b) 1000V/cm　　　　(c) 1500V/cm

图 2.19　HeLa 细胞的侵袭图形（×200）

表 2.3　HeLa 细胞的体外侵袭实验结果

编号	场强/(V/cm)	侵入下室细胞数
A	0	102.10 ± 3.28
B	500	100.80 ± 5.41
C	1000	66.80 ± 6.36
D	1500	45.60 ± 4.88

注：C 组与 A 组、D 组与 A 组、C 组与 B 组、D 组与 B 组以及 C 组与 D 组之间均有显著性差异（$P<0.05$），B 组与 A 组无显著性差异（$P>0.05$）。

3. 细胞体外迁移实验

细胞体外迁移实验时，计数方法与侵袭实验完全相同，实验结果如表 2.4 所示。同样可见，HeLa 细胞经脉冲电场处理后，迁移至下室的细胞明显减少，经 t 检验发现，各组数据间均有显著性差异，表明外加脉冲电场的场强越大，对细胞迁移能力的抑制作用越强。

表 2.4　HeLa 细胞的体外迁移实验结果

编号	场强/(V/cm)	侵入下室细胞数
A	0	159.50±7.79
B	500	152.80±3.01
C	1000	110.20±9.44
D	1500	96.80±7.91

注：A、B、C、D 组间均有显著性差异（$P<0.05$）。

4. 免疫荧光法检测 MMP-2、TIMP-2、RhoC 蛋白的表达

利用免疫荧光法检测 MMP-2、TIMP-2、RhoC 蛋白表达的实验中，每组重复10 次。各组细胞形态结构基本完整，细胞质内均见红色荧光分布，但对照组荧光强度与各处理组存在差异，如图 2.20～图 2.22 所示。各组实验数据如表 2.5 所示，经 t 检验发现，各处理组的平均荧光强度值与对照组均有显著性差异。其中脉冲电场对侵袭因子 MMP-2 和细胞骨架因子 RhoC 的影响基本一致，即对照组荧光强

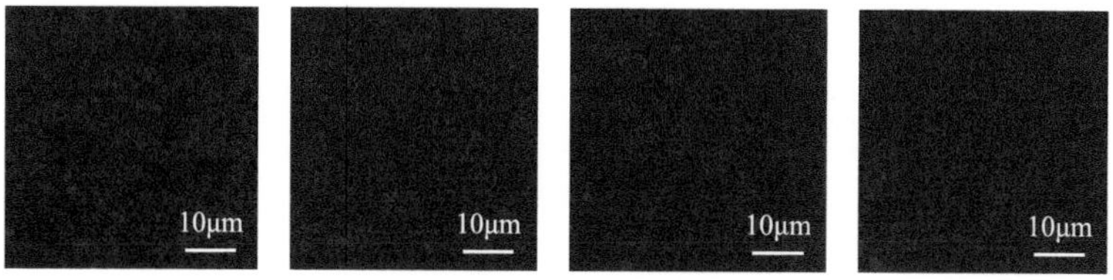

(a) 对照组　　(b) 500V/cm　　(c) 1000V/cm　　(d) 1500V/cm

图 2.20　MMP-2 蛋白表达图形（×400）

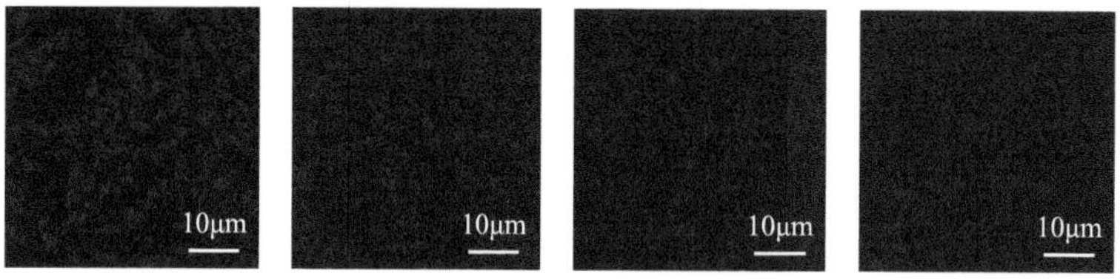

(a) 对照组　　(b) 500V/cm　　(c) 1000V/cm　　(d) 1500V/cm

图 2.21　TIMP-2 蛋白表达图形（×400）

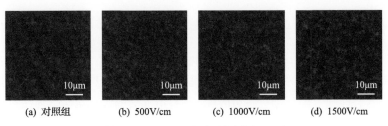

(a) 对照组　　(b) 500V/cm　　(c) 1000V/cm　　(d) 1500V/cm

图 2.22　RhoC 蛋白表达图形 (×400)

表 2.5　HeLa 细胞的 MMP-2、TIMP-2 和 RhoC 蛋白表达的荧光强度

编号	场强/(V/cm)	MMP-2 蛋白荧光	TIMP-2 蛋白荧光	RhoC 蛋白荧光
A	0	67.84±3.91	43.42±0.72	79.09±0.72
B	500	62.42±4.96	45.03±0.604	75.07±3.54
C	1000	47.98±7.41	59.14±1.91	61.75±3.52
D	1500	38.05±2.57	79.20±0.92	36.88±3.17

注：A、B、C、D 组间均有显著性差异 ($P < 0.05$)。

度明显强于各处理组，且随着脉冲场强的增加，荧光强度逐渐减弱，说明 MMP-2和 RhoC 的蛋白表达对脉冲场强存在依赖关系，场强越大，对二者的蛋白表达影响越大，即对细胞的转移侵袭能力影响越大。而对侵袭抑制物 TIMP-2 的影响则恰恰相反，各处理组的荧光强度明显强于对照组，且各处理组之间也存在显著性差异，从而在另一方面找到了脉冲电场对侵袭能力抑制可能的原因。

5. RT-PCR 检测 MMP-2、TIMP-2、RhoC 蛋白 mRNA 的表达

RT-PCR (逆转录聚合酶链式反应) 检测结果显示，对照组细胞可见明显的 MMP-2 和 RhoC 蛋白的 mRNA 条带，而不同场强的脉冲电场作用后，各处理组 HeLa 细胞 MMP-2 和 RhoC 蛋白的 mRNA 的表达水平较对照组都有不同程度的降低，并对脉冲电场的场强存在依赖关系，如表 2.6 所示。由表 2.6 可以看出，C 组 (1000V/cm) 和 D 组 (1500V/cm) 与对照组之间差异具有统计学意义 ($P < 0.05$)，C 组与 D 组之间差异也有统计学意义 ($P < 0.05$)；TIMP-2 的实验结果则刚好相反，即各处理组相应的 mRNA 表达水平较对照组均有不同程度的升高。

表 2.6　脉冲电场对 HeLa 细胞 MMP-2、TIMP-2 和 RhoC 蛋白 mRNA 表达水平的影响

编号	场强/(V/cm)	MMP-2 蛋白	TIMP-2 蛋白	RhoC 蛋白
A	0	0.9076±0.0074	0.5452±0.0133	0.9070±0.0096
B	500	0.8936±0.0089	0.5744±0.1212	0.8941±0.1245
C	1000	0.6614±0.0833[a]	0.6615±0.1363[a]	0.7132±0.1822[a]
D	1500	0.583±0.1485[ab]	0.8373±0.1202[ab]	0.6030±0.1298[ab]

a 代表与 A 组比较有显著性差异 ($P < 0.05$)；b 代表与 C 组比较有显著性差异 ($P < 0.05$)。

6. 微秒脉冲对肿瘤细胞侵袭能力抑制作用及其机制

上述实验结果表明，在一定外加脉冲电场的作用下，即使肿瘤细胞未发生不可逆电穿孔，其黏附、侵袭和迁移能力也会在很大程度上受到抑制，且脉冲电场的场强越大，抑制效果越好。换句话说，IRE 治疗后的肿瘤组织，即使有一部分残留的肿瘤细胞，这些细胞的侵袭和转移能力也能被很好地遏制，其恶性程度将大大降低。

除了对脉冲电场处理后的肿瘤细胞的黏附、侵袭和迁移能力进行研究之外，研究人员还对脉冲电场抑制各种能力可能的作用机制进行了研究，即探讨了脉冲电场对侵袭相关因子 MMP-2、TIMP-2 和 RhoC 的影响，研究发现：脉冲电场可明显抑制 RhoC 蛋白 mRNA 的表达，并且随着脉冲场强的增加，这种变化趋势愈加明显，且和对 MMP-2 蛋白 mRNA 表达的抑制也具有协同性，由此可推测脉冲电场对 RhoC 蛋白表达的抑制可能是脉冲电场引起 MMP-2 蛋白表达抑制及减弱其活性的重要原因之一。

前期的细胞实验和动物实验已经证实了 IRE 对局部实体肿瘤的治疗效果，而实验结果则证实了 IRE 治疗技术对残存肿瘤细胞恶性程度的抑制作用。这是 IRE 相对于射频消融治疗肿瘤技术等物理治疗方法的又一优势(有研究表明，射频消融术后，肿瘤的转移明显加快)。

然而，值得注意的是，低剂量的脉冲电场仅能在一定程度上抑制残存肿瘤细胞的侵袭和转移能力，并不能彻底阻止残存肿瘤细胞的转移。因此，IRE 的实际应用中应选择合适的脉冲电场剂量以最大限度地避免肿瘤细胞的残存，与此同时，IRE 术后还应积极配合如化疗等其他辅助治疗手段来减少残存肿瘤细胞的生存空间，以确保治疗效果。

2.4 不可逆电穿孔肿瘤消融的研究进展

2.4.1 不可逆电穿孔肿瘤消融的数值仿真

为了能够彻底地消融肿瘤组织，并且减少对正常组织的伤害，需要在治疗前对脉冲参数及电极布置进行优化，即制定不可逆电穿孔治疗计划，目前主要通过数值仿真模拟的形式预测消融范围。数值仿真计算中根据施加的脉冲参数以及组织电气特性，利用麦克斯韦方程组求解组织空间电场分布，结合不同组织消融所需阈值场强，预测实际消融范围。然而，由脉冲电场作用导致的组织不可逆电穿孔会使得组织电气特性发生变化，如组织电导率，从而影响电场分布。Sel 等[9]建立了考虑脉冲电场作用下组织电导率动态变化的组织电穿孔仿真预测模型，研究发现电导率与场强呈 S 形曲线变化[9]。基于该模型计算得到的脉冲响应电流与实验电流能够较好地吻合，同时计算所得生物组织内电场分布与不可逆电穿孔消融范围匹配较好。Neal 等[10]采用首个脉冲计算由电穿孔导致的组织电导率变化，得到脉冲电场作用下组织电导率动态变化模型并应用于肾脏组织消融中，研究得到肾脏组织不可逆电穿孔消融阈值场强约为 (575 ± 67) V/cm。

重庆大学研究团队也同样开展了治疗计划预测模型的研究，采用 COMSOL Multiphysics 有限元仿真软件建立肿瘤模型并研究电导率及温度对组织中电场分布的影响。仿真中电导率随电场呈如图 2.23 所示变化规律。当场强低于 $E_{del} - E_{range}$ 时，组织未发生电穿孔，仍保持其初始电导率 σ_0。当场强达到 $E_{del} - E_{range}$ 时，组织开始发生电穿孔，电导率开始逐步升高。当场强达到 $E_{del}+E_{range}$ 时，组织电导率达到电穿孔后的电导率最大值 σ_f。注意，该模型仍然是根据首个脉冲作用获得的电导率随场强变化曲线，目前对于多脉冲累积作用仍缺乏相应理论模型。研究发现在组织不可逆电穿孔过程中，考虑电导率动态变化能够增强脉冲电场对肿瘤的消融效果，同时可减小对正常组织的损伤。脉冲作用期间电极附近不可避免地会产生少量焦耳热，然而其引起的温升一般在 1～5℃，且主要集中在电极附近极小区域内，不足以引起较大面积的组织热损伤。

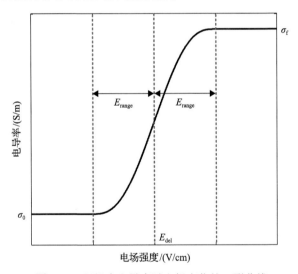

图 2.23　组织中电导率随电场变化的 S 形曲线

为了能够制定更贴近实际应用的治疗方案，寻找最优脉冲施加与电极布置策略，可以通过三维重建构造不同尺寸的患者真实肿瘤模型。基于组织动态电导率的变化模拟生物组织中的电场分布，同时通过遗传算法对电极的布置以及脉冲参数的选择进行优化，实现了靶向肿瘤区域的完全消融，并且对正常组织的损伤降到最小[11]，为不可逆电穿孔临床应用推广奠定了坚实的研究基础。

目前不可逆电穿孔仿真模型采用的电导率模型均只考虑了脉冲场强和温度的影响，忽略了脉冲个数对电导率变化的影响，多脉冲下组织电穿孔具有一定的累积效应，因而为了制定更为精确的术前治疗计划，仍需考虑脉冲个数对电导率的影响，从而更精确地模拟电场分布。Langus 等[12]建立了基于时间累积效应的组织电穿孔动态模型。基于该动态电导率模型，研究人员能够较为准确地预测前 8 个脉冲电流，有望为可逆电穿孔制定更为精确的治疗计划奠定重要的基础。对于不可逆电穿孔应用数十个甚至上百个脉冲的情况，仍需进一步深入研究。

2.4.2 不可逆电穿孔肿瘤消融的细胞实验

不可逆电穿孔方法在肿瘤治疗领域中引起了研究学者的高度关注，国内外专家在不可逆电穿孔消融肿瘤领域开展了大量的实验和理论研究并取得了初步的成效和具有临床实用价值的结果。2008 年，Rubinsky 等[13]以前列腺癌细胞悬液为研究对象，固定脉冲宽度为 100μs，研究了不同脉冲电场幅值(125～2000V/cm)以及脉冲个数(1～3840)对细胞杀伤效果的影响，同时保证处理的非热效应，研究发现 90 个 250V/cm 场强、100μs 宽度、100ms 间隔时间能够完全杀死肿瘤细胞。Li 等[14]以宫颈癌 HeLa 细胞为对象，研究不同脉冲场强下细胞的杀伤效应，脉冲个数固定为 8 个，脉冲宽度为 100μs，场强为 250～2500V/cm。采用碘化丙啶(PI)荧光染料检测脉冲电场作用下细胞膜通透性，研究发现当场强低于 750V/cm 时，细胞膜的通透性与正常对照组并无显著性的差异，当场强超过 750V/cm 时，随着场强的增加，细胞膜的通透性逐渐增加，并且与对照组具有显著的统计学差异。Li 等[14]同样测量了不同场强下的细胞杀伤效果，发现当场强低于 1250V/cm 时，细胞的存活率与对照组相比无显著的统计学差异；随着场强的提高，细胞存活率逐渐降低，与对照组相比，具有明显的统计学差异。

在不可逆电穿孔的脉冲参数中，场强起到了决定性的作用，场强一般在 1000～2000V/cm 时对肿瘤细胞具有较好的杀伤效果。此外，脉冲个数、脉冲宽度以及脉冲施加频率也会对细胞的杀伤效应产生影响[15,16]，因而脉冲电场下的细胞响应是一个由多因素决定的复杂变化过程。

细胞悬液实验表明，脉冲电场能够引起不可逆电穿孔效应，从而有效杀死肿瘤细胞，为了研究不可逆电穿孔在组织中对细胞的杀伤效果，Davalos 团队[17]通过水凝胶离体模拟细胞在三维组织中的生长环境，同时采用不可逆电穿孔电场脉冲处理水凝胶中培养的细胞，通过荧光染色研究脉冲电场的消融效果。凝胶中超过阈值场强的区域内部细胞完全死亡，表明不可逆电穿孔能够在模拟组织中有效杀伤肿瘤细胞。

2.4.3 不可逆电穿孔肿瘤消融的组织实验

细胞实验研究论证了不可逆电穿孔杀伤肿瘤细胞的可行性，然而能否有效作用于组织层面还需要更进一步的动物组织实验论证。动物组织实验可大致分为离体组织实验、在体正常组织消融实验、荷瘤动物实验和动物原发性肿瘤消融实验。离体组织实验主要用于研究脉冲电场下组织电气特性变化以建立理论计算模型[10]。在体正常组织消融实验可以初步验证不可逆电穿孔组织消融的安全有效性，同时可探索体组织在脉冲电场作用下相关性质变化规律、组织死亡机制等。Ivorra 等[18,19]采用小鼠肝脏组织研究了不可逆电穿孔下组织阻抗谱变化规律，并通过组织电导率的变化情况反映不可逆电穿孔消融效果。重庆医科大学 Liu 等[20]以山羊肝脏为研究对象，进行了局部组织消融实验，图 2.24 为不可逆电穿孔后肝脏组织消融情况，其消融形状与理论计算得到的电场分布相吻合。重庆大学姚陈果等[21]研究了兔不同组织消融情况与组织阻抗在处理前后的变化规律，研究发现不同组织在脉冲处理后变化规律一致，均随着脉冲的施加阻抗逐步减小，最后趋于一个稳定值。鼠[22-24]、兔[9]、猪[25-27]常用于不可逆电穿孔在体正常组织消融实验中。荷瘤动物实验则更进一步研究了不可逆电穿孔消融肿瘤的有效性，是对其肿瘤消融可行性的重要验证。鼠[28-30]、兔[31-33]是常用的不可逆电穿孔的荷瘤动物实验对象。动物原发性肿瘤实验是对不可逆电穿孔消融肿瘤应用最直接的论证。动物原发性肿瘤相对较少，目前对于动物原发性肿瘤的研究主要集中于犬类。Garcia 等[34-36]研究论证了不可逆电穿孔作为一种微创手段消融犬神经胶质瘤的安全有效性。Neal 等[37]、Figini 等[38]则研究了不可逆电穿孔消融犬原发性肝肿瘤，处理后均通过影像学观察到了明显的肿瘤消融区域。

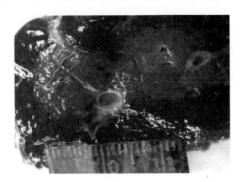

图 2.24 不可逆电穿孔消融山羊肝脏组织疗效

2.4.4 不可逆电穿孔肿瘤消融的治疗计划

为了能够将不可逆电穿孔肿瘤消融技术应用于临床，需要在治疗前向治疗医师明确如何布置治疗电极针、如何施加脉冲参数，以及多对电极下按照何种顺序施加脉冲等关键治疗信息，即治疗计划。目前，不可逆电穿孔研究人员可根据患者肿瘤的计算机断层扫描(computerized tomography, CT)或者磁共振成像(magnetic resonance imaging, MRI)扫描切片，在治疗医师的辅助下三维重建目标区域并分割出肿瘤组织及其周边正常组织，如图 2.25 所示。以此三维重建获得的几何模型为基础，运用麦克斯韦电磁理论和有限元数值计算方法，计算得到不同电极布置(包括电极针间距、电极针直径、电极针暴露长度)和不同脉冲参数(包括脉冲电场幅值、脉冲宽度、脉冲个数、重复频率)下三维空间的电场分布情况，结合实验研究得到的肿瘤消融所需的最低场强，即肿瘤消融阈值场强，确定三维模型中的肿瘤消融情况。一般可借助数值优化算法优选出最佳的电极针布置和治疗脉冲参数，即能够实现肿瘤组织全部消融，正常组织损伤最小。不可逆电穿孔肿瘤消融治疗计划的不断完善是其大规模临床应用的重要前提条件。

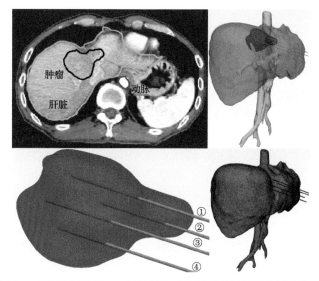

图 2.25　依据肝脏组织 CT 切片重建三维模型并进行网格划分的流程
①～④为 4 根电极针

2.4.5　不可逆电穿孔肿瘤消融的临床应用

前期不可逆电穿孔基础研究为其临床应用奠定了重要基础，自世界首台商用不可逆电穿孔肿瘤治疗仪 NanoKnife 获得各国临床应用许可以来，不可逆电穿孔肿瘤消融已经在肝癌、胰腺癌、肾癌、前列腺癌等多个人体肿瘤开展了研究，且治疗效果显著。

2011 年 1 月 1 日至 11 月 2 日，Kingham 等对 28 位肝癌患者共计 65 处肿瘤在手术切除以及热疗法难以治愈的条件下进行了 IRE 消融，治疗后的半年随访中发现，仅有 1 位患者未有效消融，3 位患者有局部的肿瘤复发，其余 24 位患者肿瘤均完全消融，该研究验证了不可逆电穿孔消融肝脏肿瘤的安全性与有效性[39]。2013 年，Cheung 等对 11 位肝癌患者共计 18 处肿瘤进行 IRE 消融，由于这些肿瘤靠近重要热敏感器官如肠或者大血管等结构，难以进行射频等热消融疗法。研究人员在治疗后对患者跟踪观察 24 个月，其中 6 位患者出现肿瘤复发进行了重复治疗，最终 13 处肿瘤完全消融，对于尺寸小于 3cm 的肿瘤，完全消融成功率达到 93%[40]。2014 年，Hosein 等[41]对 29 位患有不适用于热消融的结直肠肝转移癌患者进行了 IRE 消融，2 年后患者生存率达到 62%。以上两个研究均说明 IRE 能有效消融热疗法难以实现的大血管以及热敏器官附近的肿瘤，同时对体积较小的（<3cm）肿瘤治愈率更高。2017 年，Zeng 等[42]对 14 位肝癌患者进行不可逆电穿孔穿刺消融，其中 8 位患者肿瘤较大（肿瘤直径 5.1～11.5cm），剩余 6 位患者肿瘤尺寸适中（肿瘤直径 3.0～4.1cm）。术后随访发现，大肿瘤患者肿瘤完全消融率为 25%，而中等大小肿瘤完全消融率为 66.6%。该团队首次公开报道了 IRE 消融较大肿瘤案例，证明了 IRE 消融较大肿瘤的安全性并且在短期内的消融效果良好，长期内的消融效果仍待进一步提高。Niessen 等[43]则研究了 IRE 经皮穿刺治疗原发肝癌、转移性肝癌以及仅有一处肝癌和多处肝癌的情况，研究发现原发性肝癌患者与转移性肝癌患者在 IRE 治疗后存活率没有显著性差异，而肿瘤尺寸大于 3cm 和有多处肿瘤的患者其治疗后存活率显著低于小尺寸和一处肿瘤的情况。

2012 年，Martin 等[44]对 27 位局部晚期胰腺癌患者进行了不可逆电穿孔消融，所有患者手术过程顺利且术后无胰腺炎等并发症，90 天后复查发现所有胰腺肿瘤均完全消融。手术切除、化疗以及热消融对胰腺癌的治疗效果均不显著，大部分接受 IRE 消融的患者在 IRE 治疗前都已尝试了手术切除、化疗、射频等疗法，有些由于手术切除不彻底通过 IRE 对切除边缘进行加强消融，彻底排除肿瘤组织[45]。2014 年，Martin 等[46]对已经血管侵入的肝癌以及胰腺癌进行 IRE 消融，血管侵入的晚期肿瘤已经无法实现手术切除，然而通过 IRE 和其他疗法相配合取得了令人满意的效果，抑制了肿瘤的局部复发。2017 年，Martin 等[47]研究发现在 IRE 消融胰腺癌手术前对患者注射营养剂，可以降低治疗后并发症发生率并缩短患者住院时间。同年，Bond 等[48]在利用 IRE 消融 30 位局部晚期胰腺癌患者时采用电极定位系统提高电极布置精度，虽然每一组处理增加了约 6min 用于系统布针，然而临床医生对最终的电极布置更加满意，避免了反复确认电极布置所花时间，总体而言，缩短了整个治疗过程所需的时间。而 Stillstrom 等[49]则采用计算机辅助引导、腹腔镜和腹腔镜超声结合进行电极布置进行胰腺癌的 IRE 消融，引入了一种全新的电极布置形式。

2011 年，Pech 等[50]采用 IRE 消融 6 位患有肾癌的患者，消融过程中患者各项指标均在正常范围以内，治疗后进行了手术切除检验消融效果，结果验证了 IRE 消融肾癌的安全有效性。2015 年，Trimmer 等[51]对 20 位肾癌患者进行 IRE 肿瘤消融，平均肿瘤尺寸为（2.2±0.7）cm，所有治疗过程均安全顺利完成，平均操作用时

(2.0 ± 0.7) h (包括手术和麻醉时间)，治疗后 6 周，仅 2 位患者存在不完全消融情况并进行了二次治疗，治疗后 6 个月对 15 位患者抽查无复发，治疗后 1 年对 6 位患者抽查，仅 1 位患者有过复发的症状。该研究进一步验证了 IRE 消融肾癌的安全性与有效性。随着首批 IRE 消融前列腺肿瘤成功开展，Valerio 等[52]、van den Bos 等[53]、Srimathveeravalli 等[54]相继开展了 IRE 消融前列腺肿瘤的研究，并都取得了良好的治疗效果，进一步验证了 IRE 消融前列腺肿瘤的安全性与有效性。然而，根据目前 IRE 消融肺癌的报道，IRE 还未能有效地消融肺部肿瘤，对于肺部肿瘤的 IRE 消融还需要进一步的研究[55-57]。

在临床治疗中，不可逆电穿孔技术的优势逐渐显现：可保存治疗区域的血管、神经等重要组织；不可逆电穿孔肿瘤消融作用机制的非热特性，使得其消融不受热沉效应影响，治疗效果不会受到其他外界温度影响；治疗过程可通过影像设备实时监控，不可逆电穿孔消融效果可达到细胞级精度。不可逆电穿孔作为一种安全可行的局部实体肿瘤治疗方法，在肿瘤治疗领域展示出良好的发展前景。

2.5 不可逆电穿孔临床应用中存在的主要问题

从组织学层面来看，生物组织微观结构复杂，以肝脏为例：肝组织由多个肝叶组成，且其中分布着丰富的大血管、毛细血管、肝胆管及淋巴管网络等一系列管道结构，其功能多样，结构复杂，如图 2.26 所示。从电学角度来看，由于各种微观结构的介电特性、阻抗特性的差异，生物组织具有较为显著的非均匀各向异性特征，导致组织中实际的电场分布不均匀，使得肿瘤组织不能够完全被不可逆电穿孔的有效电场覆盖，存在肿瘤细胞残留。在临床试验中存在部分患者治疗不彻底而致复发的病例，至今仍然是国内外没有解决的难题。哈佛大学医学院 Golberg 等[22]以小鼠肝脏为研究对象，研究发现部分消融区域内部仍存在细胞增殖情况，即消融区域内存在细胞未被彻底杀伤的情况；美国西北大学 Guo 等[30]与明尼苏达大学 Qin 等[58]在实验研究中发现肿瘤组织介电异质性导致电场分布不均匀，继而肿瘤组织未能被微秒脉冲不可逆电穿孔完全消融；澳大利亚蒙纳士大学 Thomson 等[59]对 38 位患有肝癌、肾癌或肺癌的志愿者采用不可逆电穿孔进行肿瘤消融后，CT 扫描判断治疗效果发现部分患者治疗不彻底致肿瘤复发；美国纪念斯隆-凯特琳癌症中心医生 Kingham 等[39]消融血管周围恶性肝肿瘤时发现，部分患者由于治疗不彻底存在残留病灶区引起肿瘤复发。从图 2.26 可以看出，虽然相比于其他肿瘤疗法，在肝癌治疗方面不可逆电穿孔治疗后复发率已是最低（表 2.7），但是为了进一步提高不可逆电穿孔肿瘤治疗治愈率，还需要进一步优化当前不可逆电穿孔肿瘤消融的脉冲波形特性，更大程度地推广不可逆电穿孔的临床应用。

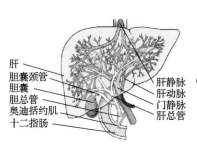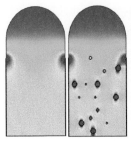

组织异质性影响电场分布

(a) 肝脏结构示意图　　(b) 肝脏图像解剖图　　(c) 肝脏组织电场分布仿真图
及最大密度投影

图 2.26　肝脏组织结构及电场分布图

表 2.7　不同方法治疗肝癌的复发率

治疗方法类型	肿瘤类型	复发率
手术切除	肝癌	47%～70%[60]
射频消融治疗(热疗法)	肝癌	局部 9.3%，远处 38.3%[61]
不可逆电穿孔	肝癌	7.50%[39]

另外，患者在治疗过程中会出现肌肉收缩现象导致其疼痛感和不适，美国纪念斯隆-凯特琳癌症中心医生 Kingham 等[39]、澳大利亚阿尔弗雷德医院医生 Cheung 等[62]、哈佛大学医学院 Golberg 和 Yarmush 教授[63]在不可逆电穿孔临床试验中发现所有患者均伴有不同程度的肌肉收缩情况，并指出肌肉收缩问题的解决将极大地推广不可逆电穿孔的临床应用；重庆大学团队采用微秒脉冲处理新西兰大白兔肝脏组织时也检测出较强烈的肌肉收缩现象，如图 2.27 所示。临床上通常给患者

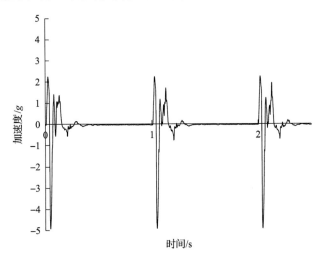

图 2.27　传统不可逆电穿孔脉冲处理兔肝脏组织时的肌肉收缩波形图

注射肌肉松弛剂来缓解肌肉收缩的强度，但并不能完全避免，而且这种药物的使用有可能导致患者横纹肌溶解的医疗风险，将给患者带来较大的副作用；同时为防止注射肌肉松弛剂后呼吸停止，患者必须配合使用呼吸机，使得治疗过程变得复杂，影响术中实时监测和术后即刻疗效评估。

此外，在不可逆电穿孔消融肿瘤的临床应用中发现，实际应用适应证受肿瘤尺寸的限制。治疗中，常采用的医用配套电极针是单极电极，消融时至少需要两根单极电极配合使用才能执行消融，同时受仪器参数和治疗安全性限制，两针间距一般控制在 3cm 以内，所以其消融范围有限。对于尺寸更大的肿瘤，需要通过布置多对电极进行多次治疗实现肿瘤区域的有效电场全覆盖。临床结果显示，不可逆电穿孔肿瘤消融技术对于尺寸小于 3cm 的肿瘤治疗效果显著，但是随着肿瘤尺寸增加及多针电极的使用，其治疗效果逐步减弱。澳大利亚蒙纳士大学与阿尔弗雷德医院 Cheung 等[40]对 11 位肝癌患者进行不可逆电穿孔治疗发现，对于肿瘤尺寸小于 3cm 的肿瘤组织，其治疗成功率可达到 93%，但是对直径在 3～4cm 范围内的肿瘤仍存在较大的局部复发风险。Thomson 等[59]、Scheffer 等[64]多个团队也同样报道了不可逆电穿孔在包括肾癌、胰腺癌、肺癌、肝癌等在内的肿瘤治疗中肿瘤尺寸大小显著影响不可逆电穿孔的治疗效果，对于直径 2cm 的肿瘤，其成功率可达到 100%，然而随着肿瘤尺寸增加，其治疗成功率逐步下降，患者在治疗后期出现复发现象。针对大尺寸肿瘤组织，多针电极的引入会导致治疗过程变得复杂；同时，脉冲在多针电极之间循环施加时可能会由于电极移位或插入位置偏移预期，使得局部区域治疗电场剂量不足导致治疗不完全引起后期复发风险，大大限制了其临床应用。因此，为了进一步扩大不可逆电穿孔肿瘤治疗的适应证范围，优化当前不可逆电穿孔肿瘤消融的脉冲波形特性，使其能够增加单对电极的消融范围，对于推广不可逆电穿孔的临床应用具有重要意义。

综上所述，不可逆电穿孔治疗肿瘤过程中的电场分布不均、肌肉收缩以及消融范围有限等问题，在很大程度上影响了其适应证及临床应用推广，也是目前制约不可逆电穿孔技术临床应用的关键难题。该难题主要由脉冲电场自身参数及其生物电介质原有结构参数决定，然而生物电介质固有参数难以改变，需从脉冲电场参数角度实现突破以解决以上问题。因此，通过合理调整脉冲波形、参数甚至多脉冲组合方式等方面，发展新型脉冲电场非热消融肿瘤方法，在一定程度上实现脉冲电场在生物电介质中均匀分布进而诱导相对均匀的电穿孔分布，抑制治疗过程中患者肌肉收缩，扩大不可逆电穿孔有效消融范围等目标，解决上述困扰临床医生和癌症患者难题，是不可逆电穿孔肿瘤消融发展的重要方向，将有力地促进不可逆电穿孔治疗肿瘤技术的临床推广应用。

2.6　本章小结

本章首先从细胞等效电路角度分析了不可逆电穿孔引起的细胞生物电效应，随后从不同层面介绍了不可逆电穿孔肿瘤治疗的研究进展。不可逆电穿孔前期理论与实验研究为其临床应用奠定了重要基础。随着世界首台商用不可逆电穿孔治疗仪的推出，不可逆电穿孔的临床研究在世界范围内广泛开展。临床试验的研究逐步暴露出了不可逆电穿孔临床应用中存在的问题，为了进一步推广不可逆电穿孔的临床应用，需要有效解决现有问题，因而对不可逆电穿孔肿瘤治疗方案提出了新的要求。

参 考 文 献

[1] 翟中和, 王喜忠, 丁明孝. 细胞生物学[M]. 北京: 高等教育出版社, 2000.

[2] 菲利普・纳尔逊. 生物物理学: 能量、信息、生命[M]. 黎明, 戴陆如, 译. 上海: 上海科学技术出版社, 2006.

[3] 赵南明, 周海梦. 生物物理学[M]. 北京: 高等教育出版社, 2000.

[4] Yao C, Sun C, Mi Y, et al. Experimental studies on killing and inhibiting effects of steep pulsed electric field（SPEF）to target cancer cell and solid tumor[J]. IEEE Transactions on Plasma Science, 2004, 32（4）: 1626-1633.

[5] Kotnik T, Kramar P, Pucihar G, et al. Cell membrane electroporation—Part 1: The phenomenon[J]. Electrical Insulation Magazine, 2012, 28（5）: 14-23.

[6] Sale A J H, Hamilton W A. Effects of high electric fields on micro-organisms: III. Lysis of erythrocytes and protoplasts[J]. Biochimica et Biophysica Acta（BBA）—Biomembranes, 1968, 163（1）: 37-43.

[7] Neumann E, Schaefer Ridder M, Wang Y, et al. Gene transfer into mouse lyoma cells by electroporation in high electric fields[J]. The EMBO Journal, 1982, 1（7）: 841-845.

[8] Kotnik T, Rems L, Tarek M, et al. Membrane electroporation and electropermeabilization: Mechanisms and models[J]. Annual Review of Biophysics, 2019, 48: 63-91.

[9] Sel D, Cukjati D, Batiuskaite D, et al. Sequential finite element model of tissue electropermeabilization[J]. IEEE Transactions on Biomedical Engineering, 2005, 52（5）: 816-827.

[10] Neal R E, Garcia P A, Robertson J L, et al. Experimental characterization and numerical modeling of tissue electrical conductivity during pulsed electric fields for irreversible electroporation treatment planning[J]. IEEE Transactions on Biomedical Engineering, 2012, 59（4）: 1076-1085.

[11] 赵亚军, 姚陈果, 董守龙, 等. 基于遗传算法的不可逆电穿孔肿瘤消融治疗计划的优化[J]. 高电压技术, 2017, 43（2）: 627-636.

[12] Langus J, Kranjc M, Kos B, et al. Dynamic finite-element model for efficient modelling of electric currents in electroporated tissue[J]. Scientific Reports, 2016, 6: 26409.

[13] Rubinsky J, Onik G, Mikus P, et al. Optimal parameters for the destruction of prostate cancer using irreversible electroporation[J]. The Journal of Urology, 2008, 180(6): 2668-2674.

[14] Li C, Yao C, Sun C, et al. Dependence on electric field intensities of cell biological effects induced by microsecond pulsed electric fields[J]. IEEE Transactions on Dielectrics and Electrical Insulation, 2011, 18(6): 2083-2088.

[15] Jiang C, Qin Z, Bischof J. Membrane-targeting approaches for enhanced cancer cell destruction with irreversible electroporation[J]. Annals of Biomedical Engineering, 2014, 42(1): 193-204.

[16] Silve A, Brunet A G, Al-Sakere B, et al. Comparison of the effects of the repetition rate between microsecond and nanosecond pulses: Electropermeabilization-induced electro-desensitization?[J]. Biochimica et Biophysica Acta (BBA)—General Subjects, 2014, 1840(7): 2139-2151.

[17] Arena C B, Szot C S, Garcia P A, et al. A three-dimensional in vitro tumor platform for modeling therapeutic irreversible electroporation[J]. Biophysical Journal, 2012, 103(9): 2033-2042.

[18] Ivorra A, Rubinsky B. In vivo electrical impedance measurements during and after electroporation of rat liver[J]. Bioelectrochemistry, 2007, 70(2): 287-295.

[19] Ivorra A, Al-Sakere B, Rubinsky B, et al. In vivo electrical conductivity measurements during and after tumor electroporation: Conductivity changes reflect the treatment outcome[J]. Physics in Medicine & Biology, 2009, 54(19): 5949-5963.

[20] Liu Y, Xiong Z, Zhou W, et al. Percutaneous ultrasound-guided irreversible electroporation: A goat liver study[J]. Oncology Letters, 2012, 4(3): 450-454.

[21] 董守龙, 姚陈果, 储贻道, 等. 不可逆电穿孔对兔组织阻抗的影响[J]. 高电压技术, 2015, 41(4): 1402-1408.

[22] Golberg A, Bruinsma B G, Uygun B E, et al. Tissue heterogeneity in structure and conductivity contribute to cell survival during irreversible electroporation ablation by "electric field sinks"[J]. Scientific Reports, 2015, 5: 8485.

[23] Panella C, Castellvi Q, Moll X, et al. Focused transhepatic electroporation mediated by hypersaline infusion through the portal vein in rat model. Preliminary results on differential conductivity[J]. Radiology and Oncology, 2017, 51(4): 415-421.

[24] Garcia P A, Rossmeisl J H Jr, Robertson J L, et al. 7.0-t magnetic resonance imaging characterization of acute blood-brain-barrier disruption achieved with intracranial irreversible electroporation[J]. PLoS ONE, 2012, 7(11): e50482.

[25] Ben-David E, Appelbaum L, Sosna J, et al. Characterization of irreversible electroporation ablation in in vivo porcine liver[J]. American Journal of Roentgenology, 2012, 198(1): W62-W68.

[26] Vollherbst D, Bertheau R C, Fritz S, et al. Electrochemical effects after transarterial chemoembolization in combination with percutaneous irreversible electroporation: Observations in an acute porcine liver model[J]. Journal of Vascular and Interventional Radiology, 2016, 27 (6): 913-921.

[27] Appelbaum L, Ben-David E, Faroja M, et al. Irreversible electroporation ablation: Creation of large-volume ablation zones in in vivo porcine liver with four-electrode arrays[J]. Radiology, 2014, 270 (2): 416-424.

[28] Jiang C, Shao Q, Bischof J. Pulse timing during irreversible electroporation achieves enhanced destruction in a hindlimb model of cancer[J]. Annals of Biomedical Engineering, 2015, 43 (4): 887-895.

[29] Zhang Y, White S B, Nicolai J R, et al. Multimodality imaging to assess immediate response to irreversible electroporation in a rat liver tumor model[J]. Radiology, 2014, 271 (3): 721-729.

[30] Guo Y, Zhang Y, Klein R, et al. Irreversible electroporation therapy in the liver: Longitudinal efficacy studies in a rat model of hepatocellular carcinoma[J]. Cancer Research, 2010, 70 (4): 1555-1563.

[31] Zhang W, Chai W, Zeng J, et al. Irreversible electroporation for the treatment of rabbit vx2 breast cancer[J]. Biomedical Microdevices, 2017, 19 (2): 1-12.

[32] Chai W, Xu Y, Zhang W, et al. Irreversible electroporation in the eradication of rabbit vx2 cervical tumors[J]. Biomedical Microdevices, 2017, (4): 1-9.

[33] Lee E W, Wong D, Tafti B A, et al. Irreversible electroporation in eradication of rabbit vx2 liver tumor[J]. Journal of Vascular and Interventional Radiology, 2012, 23 (6): 833-840.

[34] Garcia P A, Pancotto T, Rossmeisl J H Jr, et al. Non-thermal irreversible electroporation (N-TIRE) and adjuvant fractionated radiotherapeutic multimodal therapy for intracranial malignant glioma in a canine patient[J]. Technology in Cancer Research & Treatment, 2011, 10 (1): 73-83.

[35] Rossmeisl J H, Garcia P A, Robertson J L, et al. Irreversible electroporation for the treatment of brain tumors: Pre-clinical results in a canine model of spontaneous glioma[C]. The 6th European Conference of the International Federation for Medical and Biological Engineering, Dubrovnik, 2015: 809-812.

[36] Rossmeisl J H Jr, Garcia P A, Pancotto T E, et al. Safety and feasibility of the NanoKnife system for irreversible electroporation ablative treatment of canine spontaneous intracranial gliomas[J]. Journal of Neurosurgery, 2015, 123 (4): 1008-1025.

[37] Neal R E, Cheung W, Kavnoudias H, et al. Spectrum of imaging and characteristics for liver tumors treated with irreversible electroporation[J]. Journal of Biomedical Science and Engineering, 2012, (12): 813-818.

[38] Figini M, Wang X, Lyu T, et al. Preclinical and clinical evaluation of the liver tumor irreversible

electroporation by magnetic resonance imaging[J]. American Journal of Translational Research, 2017, 9(2): 580-590.

[39] Kingham T P, Karkar A M, d'Angelica M I, et al. Ablation of perivascular hepatic malignant tumors with irreversible electroporation[J]. Journal of the American College of Surgeons, 2012, 215(3): 379-387.

[40] Cheung W, Kavnoudias H, Roberts S, et al. Irreversible electroporation for unresectable hepatocellular carcinoma: initial experience and review of safety and outcomes[J]. Technology in Cancer Research & Treatment, 2013, 12(3): 233-241.

[41] Hosein P J, Echenique A, Loaiza-Bonilla A, et al. Percutaneous irreversible electroporation for the treatment of colorectal cancer liver metastases with a proposal for a new response evaluation system[J]. Journal of Vascular and Interventional Radiology, 2014, 25(8): 1233-1239.

[42] Zeng J, Liu G, Li Z H, et al. The safety and efficacy of irreversible electroporation for large hepatocellular carcinoma[J]. Technology in Cancer Research & Treatment, 2017, 16(1): 120-124.

[43] Niessen C, Thumann S, Beyer L, et al. Percutaneous irreversible electroporation: Long-term survival analysis of 71 patients with inoperable malignant hepatic tumors[J]. Scientific Reports, 2017, 7: 43687.

[44] Martin R C, Mcfarland K, Ellis S, et al. Irreversible electroporation therapy in the management of locally advanced pancreatic adenocarcinoma[J]. Journal of the American College of Surgeons, 2012, 215(3): 361-369.

[45] Martin R C, Mcfarland K, Ellis S, et al. Irreversible electroporation in locally advanced pancreatic cancer: Potential improved overall survival[J]. Annals of Surgical Oncology, 2013, 20(3): 443-449.

[46] Martin R C, Philips P, Ellis S, et al. Irreversible electroporation of unresectable soft tissue tumors with vascular invasion: Effective palliation[J]. BMC Cancer, 2014, 14: 540.

[47] Martin R C, Agle S, Schlegel M, et al. Efficacy of preoperative immunonutrition in locally advanced pancreatic cancer undergoing irreversible electroporation (IRE)[J]. European Journal of Surgical Oncology (EJSO), 2017, 43(4): 772-779.

[48] Bond L, Schulz B, Vanmeter T, et al. Intra-operative navigation of a 3-dimensional needle localization system for precision of irreversible electroporation needles in locally advanced pancreatic cancer[J]. European Journal of Surgical Oncology (EJSO), 2017, 43(2): 337-343.

[49] Stillstrom D, Nilsson H, Jesse M, et al. A new technique for minimally invasive irreversible electroporation of tumors in the head and body of the pancreas[J]. Surgical Endoscopy, 2017, 31(4): 1982-1985.

[50] Pech M, Janitzky A, Wendler J J, et al. Irreversible electroporation of renal cell carcinoma: A

first-in-man phase I clinical study[J]. CardioVascular and Interventional Radiology, 2011, 34 (1): 132-138.

[51] Trimmer C K, Khosla A, Morgan M, et al. Minimally invasive percutaneous treatment of small renal tumors with irreversible electroporation: A single-center experience[J]. Journal of Vascular and Interventional Radiology, 2015, 26 (10): 1465-1471.

[52] Valerio M, Dickinson L, Ali A, et al. A prospective development study investigating focal irreversible electroporation in men with localised prostate cancer: NanoKnife electroporation ablation trial (neat) [J]. Contemporary Clinical Trials, 2014, 39 (1): 57-65.

[53] van den Bos W, de Bruin D M, Muller B G, et al. The safety and efficacy of irreversible electroporation for the ablation of prostate cancer: A multicentre prospective human in vivo pilot study protocol[J]. BMJ Open, 2014, 4 (10): e006382.

[54] Srimathveeravalli G, Cornelis F, Mashni J, et al. Comparison of ablation defect on MR imaging with computer simulation estimated treatment zone following irreversible electroporation of patient prostate[J]. SpringerPlus, 2016, 5: 219.

[55] Usman M, Moore W, Talati R, et al. Irreversible electroporation of lung neoplasm: A case series[J]. Medical Science Monitor: International Medical Journal of Experimental and Clinical Research, 2012, 18 (6): CS43-CS47.

[56] Ricke J, Jürgens J H W, Deschamps F, et al. Irreversible electroporation (IRE) fails to demonstrate efficacy in a prospective multicenter phase II trial on lung malignancies: The alice trial[J]. CardioVascular and Interventional Radiology, 2015, 38 (2): 401-408.

[57] Sommer C M, Flechsig P, Vollherbst D F J, et al. CT-guided percutaneous irreversible electroporation (IRE) of malignant lung tumors: A peri-procedural safety analysis of 17 IRE sessions performed in a lung cancer center[C]. European Congress of Radiology, Vienna, 2015: 1-18.

[58] Qin Z, Jiang J, Long G, et al. Irreversible electroporation: An in vivo study with dorsal skin fold chamber[J]. Annals of Biomedical Engineering, 2013, 41 (3): 619-629.

[59] Thomson K R, Cheung W, Ellis S J, et al. Investigation of the safety of irreversible electroporation in humans[J]. Journal of Vascular and Interventional Radiology, 2011, 22 (5): 611-621.

[60] 万军平. 肝动脉介入热化疗治疗转移性肝肿瘤的临床应用[J]. 临床医学工程, 2012, (11): 61-62.

[61] 谢晓燕, 吕明德, 殷晓煜, 等. 超声引导经皮射频消融治疗肝癌的研究[J]. 中华外科杂志, 2003, 41 (1): 23-26.

[62] Cheung W, Kavnoudias H, Roberts S, et al. Irreversible electroporation for unresectable hepatocellular carcinoma: Initial experience and review of safety and outcomes[J]. Technology in

Cancer Research & Treatment, 2013, 12(3): 233-241.

[63] Golberg A, Yarmush M L. Nonthermal irreversible electroporation: Fundamentals, applications, and challenges[J]. IEEE Transactions on Biomedical Engineering, 2013, 60(3): 707-714.

[64] Scheffer H J, Nielsen K, de Jong M C, et al. Irreversible electroporation for nonthermal tumor ablation in the clinical setting: A systematic review of safety and efficacy[J]. Journal of Vascular & Interventional Radiology, 2014, 25(7): 997-1011.

第 3 章　高频双极性脉冲不可逆电穿孔肿瘤消融治疗方法

3.1　引　　言

目前，不可逆电穿孔临床治疗肿瘤已有近万例成功案例，由于其具有非热效应优势，已经得到国内外医生和学者的广泛关注，但其在临床应用中的问题也逐渐显现出来：首先，由于生物组织中包含多种细胞且具有各向异性，电场在组织中分布不均匀，与电场仿真计算结果差异较大，导致脉冲电场消融肿瘤时可能存在残留，引起肿瘤复发；其次，由于脉冲电场的刺激，肌肉和神经会引发动作电位，从而导致肌肉收缩，在临床治疗中增加了患者的痛苦，并容易引起电极针移位，导致消融区域不能精确控制。

本章首先具体介绍传统不可逆电穿孔消融肿瘤时电场分布不均匀和导致肌肉收缩的根本原因，随后基于理论分析提出一种有望解决以上问题的新型脉冲方式——高频双极性脉冲，并依次介绍其在细胞、组织等中的理论仿真研究，论证该新型脉冲方式解决现有临床应用问题的可行性以及消融肿瘤的安全有效性。

3.2　传统不可逆电穿孔技术难点问题分析

3.2.1　消融不均难题分析及解决思路

1. 细胞膜静息电位

第 2 章已经介绍了正常状态下由于细胞膜内外离子浓度差以及钾、钠等离子通道的存在，细胞膜呈现出内负外正的电压差，记为 V_r，如图 3.1 所示。在外加电场作用下，电场力作用使得细胞内外带电离子重新分布。在靠近正极的一侧，在电场力的作用下，阳离子会大量堆积于细胞膜外侧，同时吸引细胞内部阴离子聚集于细胞内侧，由外加电场作用形成的细胞膜内外电势差记为 V_E，该电势差方向与细胞膜静息电位差方向一致，则此处细胞膜两侧跨膜电位为 V_E+V_r；同理，在靠近负极的一侧，电场作用形成的跨膜电位同样为 V_E，但是此时的电势差方向恰好与细胞膜静息电位方向相反，则此处细胞膜跨膜电位为 V_E-V_r。因此，正常情况下，由于细胞膜静息电位的存在，在外加单极性电场作用下细胞膜跨膜电位沿细胞膜表面呈现不均匀分布。然而，细胞电穿孔与细胞膜跨膜电位密切相关，会导致细胞膜表面电穿孔的不均匀分布。宏观组织层面，由于细胞的形态各异并且有静息电位的影响，部分区域细胞未能有效穿孔，导致消融存在残留，未能实现目标组织的彻底消融，这将为后续可能的肿瘤复发埋下隐患[1]。

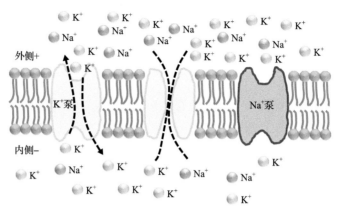

图 3.1　细胞膜静息电位

2. 生物电介质的各向异性

除了细胞膜静息电位导致细胞膜表面电穿孔不均匀进而引发目标组织消融不彻底，另一个关键原因则是生物组织介电性能各向异性。生物组织是多细胞组成的复杂结构，各细胞电导率、介电常数均存在一定的差异，因而宏观呈现出不同的电导率分布。此外，由于组织微环境以及结构的复杂性，如组织内部管道结构以及纤维走向均会导致各个方向电导率的差异，即生物组织电气特性呈现出各向异性的特点。在外部电场作用下，由于实际生物组织具有各向异性的结构特点，其内部电场难以实现均匀分布，完全有可能发生肿瘤区域的场强低于不可逆电穿孔消融阈值从而无法消融肿瘤组织的情况，这也是导致不可逆电穿孔肿瘤治疗存在消融盲区，治疗不够彻底的关键因素。

3. 不可逆电穿孔消融不均的解决思路与措施

细胞膜静息电位引起的电场作用下细胞膜跨膜电位分布不均匀的问题，主要是由目前不可逆电穿孔采用单一极性的脉冲电场所致，如果能够采用交变的电场，则细胞膜静息电位的影响在不同方向的电场作用下便会自相抵消。然而，常用的正弦交流信号引起的电穿孔效率极低，因此综合考虑电穿孔效率以及跨膜电位的相对均匀分布，可以采用正负交替的方波脉冲，即双极性脉冲。

细胞膜静息电位对跨膜电位分布不均匀的影响在正负脉冲下能够相互抵消。

　　然而，双极性脉冲由于相反极性脉冲对跨膜电位的抵消作用，也会对跨膜电位崩溃导致的电穿孔效应造成影响，为了使单个脉冲能够充分用于细胞膜充电，使细胞膜跨膜电位达到尽可能高的值，需要将脉冲宽度设置为 4～5 倍细胞膜充电时间常数。考虑到细胞膜充电时间常数一般在几百纳秒到 1μs 之间，脉冲宽度一般至少需要达到 2～5μs，否则需要的场强会大大提高(甚至达到 10kV/cm 及以上，此时主要作用机制是纳秒脉冲电场作用机制，在此处不做过多讨论)。

　　另外，导致组织内部电场分布不均匀的关键原因是组织电气特性的各向异性。组织自身的结构特点以及电气属性难以直接改变，因而需要通过提高电场穿透能力来减弱这种异质性对电场分布的影响。从细胞膜电容特性角度分析：目前采用的不可逆电穿孔典型电场脉冲参数为极低的重复频率 1Hz、远大于细胞膜充电时间常数(200ns～1μs)的脉冲宽度(50～100μs)，由于膜电容的隔直和屏蔽效应，电流主要流经细胞外，此时作用于细胞的电场势必呈现出不均匀分布，如图 3.2(a)所示；如果大幅度提高重复频率，此时的电流可直接穿过细胞膜进入细胞内部，使得电场对组织层面甚至每个细胞而言分布得更加均匀，如图 3.2(b)所示。因此可以设想，采用高频化的电场脉冲有望突破细胞膜电容效应以及生物组织各向异性带来的组织内部电场分布不均匀的障碍，对肿瘤组织区域实现不可逆电穿孔剂量的电场有效全覆盖，从而在根本上解决困扰不可逆电穿孔临床应用的消融不彻底而导致的重复多次治疗的难题。

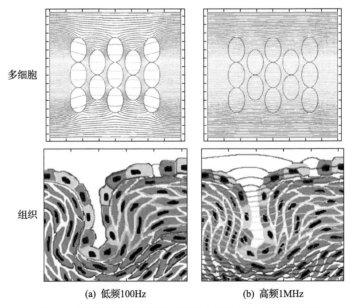

(a) 低频100Hz　　　　　　　(b) 高频1MHz

图 3.2　不同频率下多细胞或组织内部电场分布仿真计算

3.2.2 肌肉收缩难题分析及解决思路

1. 动作电位

动作电位是指处于静息电位状态的细胞膜受到适当刺激而产生的、短暂而有特殊波形的跨膜电位搏动，这种具有特殊波形的跨膜电位搏动是实现神经传导和肌肉收缩的生理基础。动作电位的产生是由镶嵌在细胞膜上的压控性离子通道决定的。当外加刺激使细胞膜跨膜电位达到某一阈值时，在静息状态下关闭着的离子通道迅速开通，离子涌入胞内进而产生较大的电化学梯度，而大的电化学梯度致使更多离子涌入胞内。这种正反馈机制使得神经元细胞膜跨膜电位急剧变化，急剧变化的电位不断传递从而形成动作电位，最终实现神经传导和肌肉收缩等功能。

2. 不可逆电穿孔肌肉收缩的解决思路与措施

不可逆电穿孔过程中的电脉冲主要参数包括波形每相位的电荷量与电荷密度、频率以及单位时间注入动作神经的净电荷量。在神经阻断方面，为了实现安全有效的动作电位传导阻断，已经对多种电脉冲极性进行了研究，包括单极性脉冲、高频单极性脉冲、高频双极性脉冲、高频双极性等电荷脉冲等，波形包括三角波、矩形波、正弦波、梯形波等。

当不可逆电穿孔中使用的单极性微秒脉冲施加到神经时，会引起电荷在神经组织处的积累，从而引发动作电位，若电荷累积超过一定限度，就会发生不可逆的电化学反应而导致神经阻滞损伤。而正负波形对称的双极性波形，由于其正负电荷注入量相同，当正极性波形引起神经附近电荷累积时，后续的负极性波形会马上将电荷释放或中和，起到了抑制神经动作电位发放的功效。

因此，高频双极性脉冲除可以解决消融不彻底难题，更由于其为双极性且等电荷的脉冲，能够有效抑制肌肉收缩，因此解决了不可逆电穿孔应用中肌肉收缩的难题。最终，高频化、正负对称的脉冲，有望一举有效解决不可逆电穿孔临床中遇到的两个难题。

3.3 新型不可逆电穿孔肿瘤消融脉冲波形特征

3.3.1 融合多特征的脉冲组合方式

从 3.2 节问题的解决思路可以看出，电场均匀分布的关键突破口为脉冲高频含量的提高以及脉冲单一极性的转变。肌肉收缩问题的解决需要双极性对称脉冲。如何将以上多种脉冲特征融合到一个脉冲形式中成为问题解决的关键所在，同时还需要考虑该脉冲形式的可实施性与组织消融的有效性。

图 3.3 给出了两种新型脉冲形式，其主要特点是将传统 100μs 的宽脉冲拆解为多个极性变化的窄脉冲，组合形成一个脉冲串。这种单个脉冲宽度的降低，提高了传统不可逆电穿孔脉冲一个脉冲期间的重复频率，即脉冲串内重复频率使脉冲具有了更多的高频分量，有利于脉冲电场在各向异性的组织内部均匀分布；另外，脉冲极性的改变同样有利于细胞电穿孔的均匀性。实际上这种将单个脉冲转变为脉冲串的形式有多种组合方式，图 3.3 只给出了其中两种典型代表，本书中统称这类脉冲形式为高频双极性脉冲或高频不可逆电脉冲(high frequency irreversible electroporation，HFIRE)。

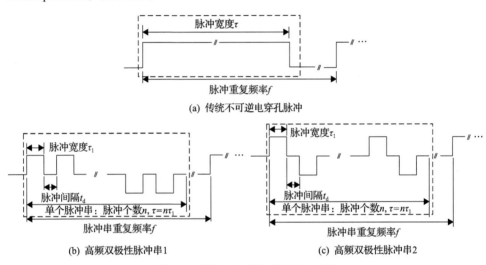

(a) 传统不可逆电穿孔脉冲

(b) 高频双极性脉冲串1　　　　　　　(c) 高频双极性脉冲串2

图 3.3　高频双极性脉冲波形示意图

对传统不可逆电穿孔脉冲和两种典型高频双极性脉冲串的波形进行傅里叶变换得到脉冲波形频谱分布，此处高频双极性脉冲串以脉冲宽度 5μs 为例，如图 3.4

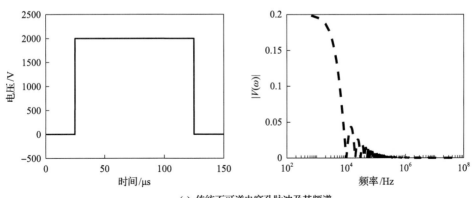

(a) 传统不可逆电穿孔脉冲及其频谱

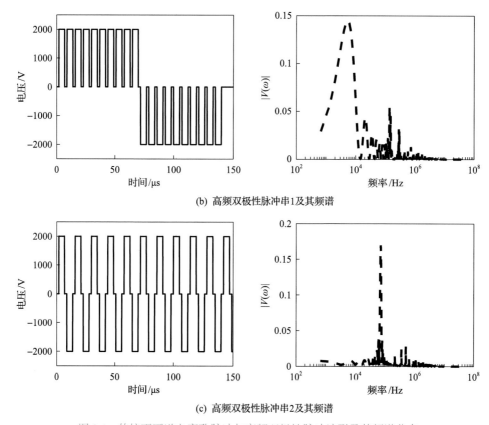

(b) 高频双极性脉冲串1及其频谱

(c) 高频双极性脉冲串2及其频谱

图3.4 传统不可逆电穿孔脉冲与高频双极性脉冲波形及其频谱分布

所示。从图中可以看出，传统不可逆电穿孔脉冲由于直流偏置的存在，主要的频率含量为低频。第一种高频双极性脉冲，主要频谱含量高于传统不可逆电穿孔脉冲，可以预知，随着脉冲宽度的改变，该频谱仍会发生变化。第二种高频双极性脉冲频谱含量集中于高频，同样，随着脉冲宽度的变化，主要频率含量也会发生变化。由于高频双极性脉冲极性的变化，其不存在直流偏置，因而其主要频率含量在中高频，并且可以随着脉冲宽度和脉冲间隔时间的变化而发生改变。

3.3.2 高频双极性脉冲的主要波形特征

常用的传统不可逆电穿孔脉冲参数为：脉冲电场幅值 1500～3000V/cm，脉冲宽度 100μs，脉冲重复频率 1Hz，脉冲个数 90～120。高频双极性脉冲是将传统的单个脉冲拆分为多个窄脉冲的形式，如图 3.3(b) 和 (c) 所示，虚线框中为一个传统不可逆电穿孔脉冲或一个等效高频双极性脉冲串。高频双极性脉冲宽度是脉冲串内单个脉冲宽度 τ_1，脉冲串内两个脉冲之间的间隔时间定义为脉冲间隔 t_d，脉冲串内脉冲个数为 n，一个脉冲串内的高电平时间总和 $n\tau_1$ 等于单个传统不可逆电穿孔脉冲高电平时间 τ 。脉冲串的重复频率与脉冲重复频率一致。因此，高频双极性脉冲可衍生出一些新的脉冲参数，如串内脉冲重复频率 $f_i = 1/(\tau_1 + t_d)$ 、脉冲占空比 $D = \tau_1/(\tau_1 + t_d)$ 等。此外，为了方便比较传统不可逆电穿孔脉冲与高频双极性脉冲在等效剂量下的作用效果，还定义了脉冲剂量：

$$D_t = U^2 \tau N \tag{3-1}$$

式中，U 为脉冲电压幅值；N 为脉冲或脉冲串的数目；τ 为单个脉冲或脉冲串的高电平时间，高频双极性脉冲下 $\tau = n\tau_1$ 。

3.4　高频双极性脉冲解决传统不可逆电穿孔应用难点问题的有效性

3.4.1　高频双极性脉冲电场均匀性仿真研究

借助有限元数值仿真模型，可分别模拟脉冲电场作用下多细胞以及不同组织结构内部电场分布情况。通过多细胞空间仿真结果发现(图 3.2)，在传统不可逆电穿孔脉冲作用下，多细胞之间的电势分布在细胞区域发现明显的畸变，由于细胞膜电容效应，膜电容在充电稳定后，对细胞内部形成屏蔽，因而细胞内部几乎无电场分布，电流主要通过细胞间隙外液流通。而在频率为 1MHz 的高频双极性脉冲电场作用时，高频透膜效应使得电场能够透过细胞膜，电流可以直接"穿透"细胞膜流通，大大减少了多细胞区域对原电场的畸变作用，从而达到均匀电场分布的目的[2]。

生物组织中包含的细胞种类、尺寸大小、电气参数更加复杂多样，具有极强的各向异性，特别是由于血管等其他组织的存在，组织的不均匀性更加明显。以肝脏组织为例，考虑内部血管分布，建立 COMSOL 有限元模型，仿真不同脉冲施加时其内部电场分布情况。仿真结果显示，在传统不可逆电穿孔脉冲作用下，血管及血液的电导率和介电常数与肝脏组织差距较大，从而在施加脉冲电场时，血管周围的电场分布将发生严重畸变，如图 3.5 所示[3]。

当对肝脏组织施加高频双极性脉冲时，随着频率的升高，组织中的电场分布逐渐均匀，如图 3.6 所示。当脉冲频率达到 1MHz 时，即便存在血管，肝脏组织中电场分布相对于传统不可逆电穿孔也已得到明显的改善，其电场分布更加均匀[3]。

正是由于组织容性效应及各向异性特征，传统不可逆电穿孔的电场分布不均匀，而采用高频化的脉冲可以使得组织中电场分布更加均匀。

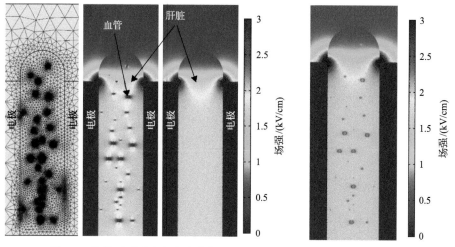

图 3.5 传统不可逆电穿孔脉冲作用下
肝脏组织中电场分布情况

图 3.6 高频双极性脉冲作用下
肝脏组织电场分布情况

3.4.2 高频双极性脉冲电场均匀性实验研究

数值仿真结果已经表明，高频双极性脉冲可以均匀组织和细胞中的电场分布，而电场均匀程度与脉冲串内重复频率相关。目前，对活体生物组织的高频双极性脉冲电场消融实验下电场均匀程度的研究少有报道。重庆大学研究团队以新西兰大白兔肝脏组织为研究对象，通过平板电极分别施加单极性不可逆电穿孔脉冲和高频双极性脉冲电场，由于平板电极自身产生的电场分布相对均匀，可排除电极形状不规则导致的电场不均匀分布，从而研究由组织自身特性引起的电场不均匀分布的情况，并进行脉冲参数的优化筛选[3]。

首先，为了研究肝脏组织中的电场分布情况与脉冲串内脉冲宽度的关系，对兔肝脏组织分别施加了不同脉冲宽度的高频双极性脉冲，高频双极性脉冲的单个脉冲串高电平时间为100μs，与传统单极性不可逆电穿孔脉冲宽度一致。在不可逆电穿孔临床肿瘤治疗中，常用的脉冲场强为1000～1500V/cm。而高频双极性脉冲由于其极性的转变，诱导的细胞膜跨膜电位发展不如传统100μs单极性脉冲，且细胞杀伤效果随脉冲宽度的减小而降低。实验中高频双极性脉冲施加的场强为2000V/cm，由于板电极间距设定为3mm，则所有双极性脉冲峰值为600V。同样，为了与不可逆电穿孔临床应用的脉冲参数进行对比，实验还施加了单极性不可逆电穿孔脉冲，场强为1500V/cm，脉冲宽度为100μs。各组脉冲参数如表3.1中实验组1～6所示。

表 3.1　实验脉冲参数

实验组	脉冲宽度/μs	场强/(V/cm)	子脉冲数	死区时间/μs	高电平时间/μs	脉冲串数	取样时间/h
1	1	2000	100	2	100	90	72
2	2	2000	50	2	100	90	72
3	5	2000	20	2	100	90	72
4	10	2000	10	2	100	90	72
5	50	2000	20	2	100	90	72
6	100	1500	1	—	100	90	72
7	5	1000	20	2	100	90	72
8	5	1500	20	2	100	90	72
9	5	2500	20	2	100	90	72
10	5	3000	20	2	100	90	72
11	1	2000	100	2	100	90	0
12	5	2000	20	2	100	90	0
13	10	2000	10	2	100	90	0
14	100	1500	1	—	100	90	0

其次，为了研究脉冲场强对消融效果的影响，将高频双极性脉冲子脉冲脉冲宽度固定为 5μs，场强分别为 1000V/cm、1500V/cm、2500V/cm、3000V/cm，参数如表 3.1 中实验组 7～10 所示。

表 3.1 中实验组 1～10 均为消融实验结束后 72h 进行组织取样，另外四组实验为消融实验结束后立即进行取样，这四组参数包括高频双极性脉冲(场强均为 2000V/cm，脉冲宽度分别为 1μs、5μs 和 10μs)和传统不可逆电穿孔单极性脉冲(场强为 1500V/cm，脉冲宽度 100μs)，如表 3.1 中实验组 11～14 所示。

在消融后即刻进行组织取样的四组实验(实验组 11～14)，其组织病理切片结果如图 3.7 所示，无明显消融区域及消融边界。实验结果表明肝细胞不会在脉冲处理后即刻坏死，其死亡需要一定的时间过程。

消融实验 72h 后进行肝脏组织取样的脉冲分别包括脉冲宽度为 1μs、2μs、5μs、10μs、50μs 和 100μs 的双极性脉冲和传统不可逆电穿孔脉冲。72h 后，消融区域肝脏组织明显泛白色，形状为圆形，与周边正常组织存在明显的边界，如图 3.8 所示。各组实验中肝脏组织典型病理切片如图 3.9 所示，可以看出消融区域与正常组织之间存在明显的边界，且消融边界精度达到微米级别。对比各实验组的消融区域，可以看出坏死程度随脉冲宽度的增加而逐渐增加。

z

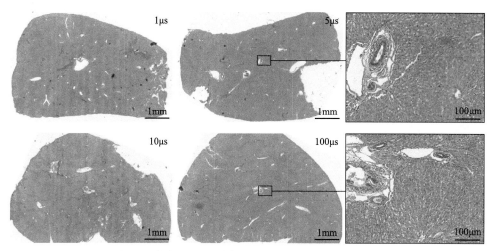

图 3.7　脉冲处理后即刻取样获得的组织病理检测结果

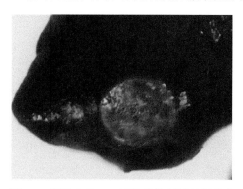

图 3.8　消融实验 72h 后取样的新鲜组织样本

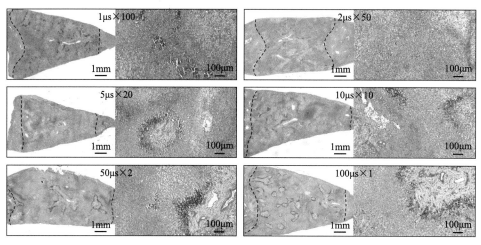

图 3.9　消融实验 72h 后组织病理检测结果

当脉冲宽度为 1μs 时，从切片图可以看出，尽管消融坏死区域与正常区域存在明显的边界，但是通过局部放大图可以看出在消融区域中细胞坏死程度较低，存在大量的完整细胞。当脉冲宽度为 2μs、5μs、10μs 时，消融区域内部则基本不存在正常完整的肝细胞，即肝脏组织彻底消融，无盲区存在。50μs 和 100μs 消融后的组织切片中血管胆管附近仍然存在残留。此外，在切片图中可以看出胆管存在增生的现象，这是由于大量的肝细胞坏死会导致炎性细胞浸润，吞噬坏死的肝细胞，从而引发纤维组织增生和不同程度的肝细胞再生等病理特征。

研究结果表明，脉冲宽度 1μs 实验组的肝脏组织消融区内仍然存在完整的肝细胞，即肝脏消融效果并不理想。脉冲宽度 2μs 及以上的实验组具有很好的消融效果，消融区域内部无法观测到完整的肝细胞，说明同等脉冲场强下，高频双极性脉冲的单个脉冲串高电平时间均为 100μs 时，消融效果与脉冲串内脉冲宽度正相关。如 3.3 节介绍，理论上一般需要脉冲宽度达到 2~5μs 才能使得细胞膜有效充电，同样可以解释脉冲宽度与消融效果的正相关关系。

图 3.10 为脉冲宽度为 5μs，幅值分别为 1000V/cm、1500V/cm、2000V/cm、2500V/cm、3000V/cm 的高频双极性脉冲消融肝脏组织后的病理学切片。可以预见的是，肝脏组织消融区域损伤程度随脉冲场强的增强而增加。

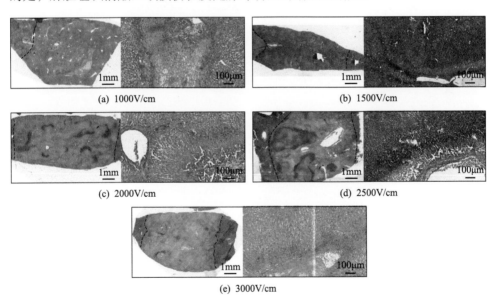

图 3.10　不同场强作用下肝脏组织的病理学检测结果

当脉冲场强为 1000V/cm 时，靶向消融区域内部大部分均为完整的肝细胞，只有部分处于电极边缘高场强区域的细胞被消融。当场强增加至 1500V/cm 时，可以明显区分消融区域与正常区域的边界，且肝细胞损伤程度增加，但是消融区域内部仍然可以观测到正常的肝细胞。当场强达到2000V/cm及以上时，靶向消融区域内部的细胞被完全消融，消融区域与正常区域存在明显的边界，消融效果显著，且消融区域中血管、胆管等管道组织均保存完整，说明脉冲电场消融肿瘤组织不会对血管等结构造成损伤，有利于保持肝脏组织的功能。

前面已经介绍，肝脏组织结构具有各向异性，富含血管和胆管，组织中电场分布受管状组织影响，导致胆管和血管周围的肝细胞不易被消融彻底。为了研究脉冲电场形式对管状类组织周围细胞的消融效果，对肝脏组织胆管附近的组织进行病理切片分析对比，传统不可逆电穿孔脉冲电场处理后胆管周围组织切片如图 3.11(a)所示，胆管周围附近仍可以观测到完整的肝细胞。而5μs高频双极性脉冲电场处理后，胆管附近的肝细胞均被完全消融，如图3.11(b)所示。说明高频双极性脉冲电场能够消融胆管附近的肝细胞，达到消融无残留的目的，间接证明其具有均匀电场的效果。

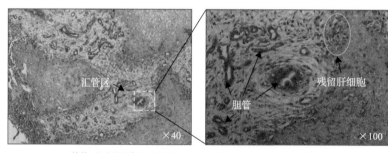

(a) 传统不可逆电穿孔脉冲消融后肝脏组织胆管附近残存完整肝细胞

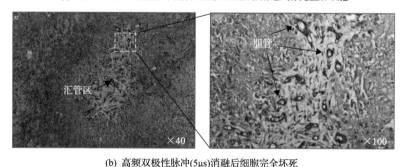

(b) 高频双极性脉冲(5μs)消融后细胞完全坏死

图 3.11　肝脏组织胆管周围细胞消融切片结果

3.4.3　高频双极性脉冲电场抑制肌肉收缩仿真研究

为了分析高频双极性脉冲抑制肌肉收缩的原理，建立肌肉动作电位 H-H(Hodgkin-Huxley)仿真模型，施加传统不可逆电穿孔脉冲和高频双极性脉冲电流刺激，分析动作电位诱发规律。仿真模型如图 3.12 所示，其中刺激电流 I_m 可以对细胞膜电容充电，并包括细胞膜离子电流，离子电流包括钠离子电流 I_{Na}、钾离子电流 I_K 和泄漏电流 I_l。

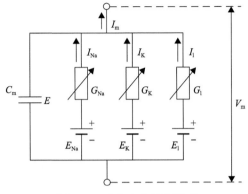

图 3.12　动作电位仿真模型

H-H 模型中 I_m 可以由式 (3-2) 计算：

$$I_m = C_m \mathrm{d}V_m / \mathrm{d}t + G_{Na}(V_m - E_{Na}) + G_K(V_m - E_K) + G_l(V_m - E_l) \tag{3-2}$$

$$G_{Na} = G_{Namax} m^3 h \tag{3-3}$$

$$G_K = G_{Kmax} n^4 \tag{3-4}$$

$$\mathrm{d}x / \mathrm{d}t = \alpha_x (1 - x) - \beta_x x \tag{3-5}$$

$$\alpha_n = (0.1 - 0.01V) / (\mathrm{e}^{1-0.1V} - 1) \tag{3-6}$$

$$\alpha_m = (2.5 - 0.1V) / (\mathrm{e}^{2.5-0.1V} - 1) \tag{3-7}$$

$$\alpha_h = 0.07 / \mathrm{e}^{0.05V} \tag{3-8}$$

$$\beta_n = 0.125 / \mathrm{e}^{0.0125V} \tag{3-9}$$

$$\beta_m = 4 / \mathrm{e}^{V/18} \tag{3-10}$$

$$\beta_h = 1 / (\mathrm{e}^{3-0.1V} + 1) \tag{3-11}$$

式中，V_m 为动作电位；C_m 为细胞膜电容；E_{Na}、E_K 和 E_l 为离子通道的固有电位；$V = V_m - V_0$；α、β 为与电压有关的常数。

H-H 模型中仿真参数如表 3.2 所示。

表 3.2　H-H 模型参数表

参数	数值
V_0	-60/mV
C_m	$1\mu F/cm^2$
G_{Namax}	$120mS/cm^2$
G_{Kmax}	$36mS/cm^2$
G_1	$0.3mS/cm^2$
E_{Na}	$55mV$
E_K	$-72mV$
E_1	$-49.387mV$

通过 MATLAB 中的 Simulink 模块建立 H-H 模型进行仿真，如图 3.13 所示，分别施加传统不可逆电穿孔脉冲和高频双极性脉冲，仿真参数如表 3.3 所示。

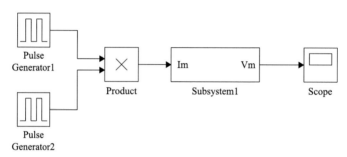

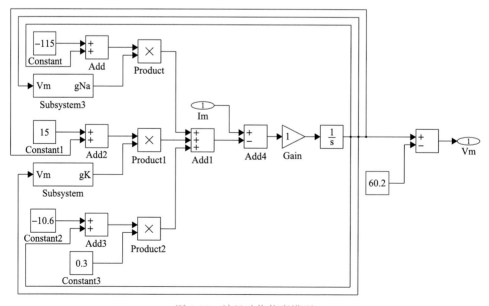

图 3.13　神经动作仿真模型

表 3.3　传统不可逆电穿孔脉冲及高频双极性脉冲仿真参数及诱导动作电位所需的电流密度

脉冲形式	脉冲宽度/μs	串内脉冲个数	串内总高电平时间/μs	重复频率/Hz	电流密度/(μA/cm²)
传统不可逆电穿孔脉冲	100	—	100	1	83
高频双极性脉冲	10	10	100	1	426
	5	50	100	1	1853
	2	100	100	1	10670
	1	200	100	1	47010
	0.5	400	100	1	100810

高频双极性脉冲诱导产生 40mV 的动作电位所需的阈值电流密度远大于传统不可逆电穿孔脉冲，如表 3.3 和图 3.14 所示，且随着脉冲宽度的降低，阈值电流密度显著增加。

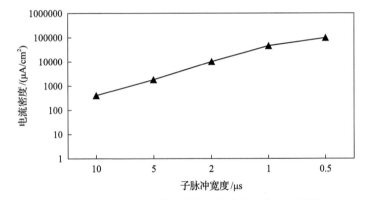

图 3.14　高频双极性脉冲诱导动作电位电流密度阈值

动作电位波形如图 3.15 所示，图 3.15(a) 为传统不可逆电穿孔脉冲诱发的动作电位，而图 3.15(b) 为高频双极性脉冲诱发的动作电位，可以发现其动作电位前端有一个过冲。将此过冲放大，如图 3.16 所示，可以发现该过冲为一个波动的折

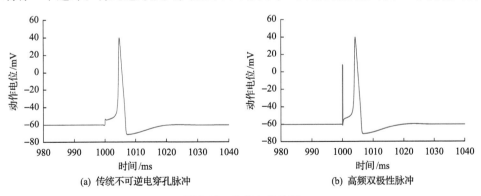

(a) 传统不可逆电穿孔脉冲　　(b) 高频双极性脉冲

图 3.15　动作电位波形

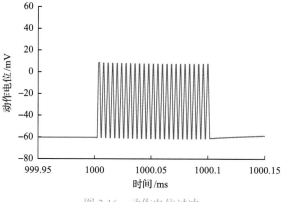

图 3.16   动作电位过冲

线，且波动频率与施加的脉冲频率相同，因此可以说明，动作电位在诱发初期，由于双极性脉冲的存在，其上升之后又马上降落，从而使动作电位无法继续升高，抑制了动作电位的产生。

3.4.4   高频双极性脉冲电场抑制肌肉收缩实验研究

为了验证高频双极性脉冲可以有效抑制肌肉收缩，研究人员采用目前不可逆电穿孔临床中常用的平板电极和针电极作为脉冲施加电极，定量研究高频双极性脉冲抑制肌肉收缩的规律，验证高频双极性脉冲消融组织的安全性，为临床推进提供有力参考[3]。

1. 平板电极作用下肌肉收缩研究

平板电极在电转染、电穿孔和不可逆电穿孔等领域具有广泛的应用，一般常用于处理离体、体表或开腹后体内组织。在本实验中，采用开腹的方法将平板电极夹住兔肝叶，分别施加高频双极性脉冲和传统不可逆电穿孔脉冲电场。实验中可以很明显地对比出，施加传统不可逆电穿孔脉冲的肌肉收缩强度最大，施加高频双极性脉冲的肌肉收缩强度随脉冲宽度的减小而降低。研究中使用的加速度传感器可以记录 x、y、z 三个方向的加速度值，z 方向为垂直于兔腹部肌肉的方向，因此以 z 方向的肌肉收缩加速度值进行简单的单向对比。z 方向的典型加速度波形如图 3.17 所示，图中分别为传统不可逆电穿孔脉冲和 5μs 的高频双极性脉冲刺激引起的肌肉收缩加速度波形，脉冲场强均为 2000V/cm。从图中可以明显看出，2000V/cm、5μs 的高频双极性脉冲引起的肌肉收缩强度非常小。

实验所用参数及其对应的加速度值的模值如图 3.18 所示。场强为 2000V/cm 不变、脉冲宽度为 1μs 时，完全无法观测到任何肌肉收缩。而脉冲宽度增加至 2μs、5μs 和 10μs 时，肌肉收缩的加速度值也均低于 0.5g，在进行实验的过程中只有在

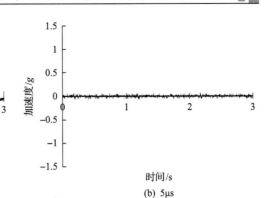

图 3.17　z 方向的典型加速度波形（平板电极）

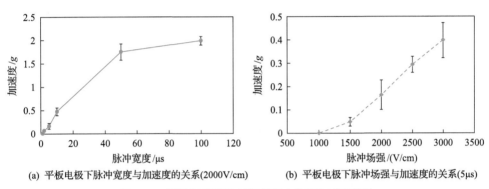

图 3.18　肝脏组织消融时腹部肌肉收缩加速度统计

靠近电极针附近的肌肉存在轻微的抖动，其余部位没有明显可视的肌肉收缩现象。当脉冲宽度增加至 50μs 和 100μs 时，肌肉收缩逐渐明显。肌肉收缩强度随着脉冲宽度的变化趋势近似于对数增加。

而当脉冲宽度均为 5μs 时，脉冲场强从 1000～3000V/cm 作用下的肌肉收缩均非常微弱，传感器测量的肌肉收缩强度随着脉冲场强的增加近似于线性增加。

2. 普通针电极作用下肌肉收缩研究

采用普通针电极施加高频双极性脉冲和传统不可逆电穿孔脉冲时，肌肉收缩强度普遍比平板电极大，同样可以明显观察出高频双极性脉冲作用下肌肉收缩强度明显小于传统不可逆电穿孔脉冲。加速度传感器可以记录 x、y、z 三个方向的加速度值，z 方向为垂直于兔腹部肌肉的方向，因此以 z 方向的肌肉收缩加速度值进行单向对比。z 方向的典型加速度波形如图 3.19 所示，图中脉冲参数如下：脉冲幅值均为1500V，脉冲宽度分别 2μs、5μs、10μs、25μs、50μs、100μs。从图中可以明显对比得出，脉冲宽度为 2μs 时，加速度值最小，即其引起的肌肉收缩强度也最小。

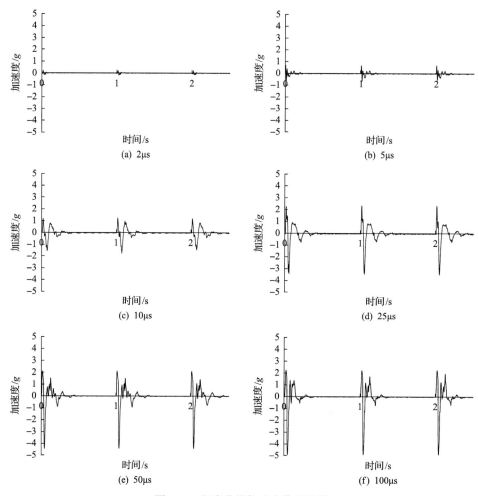

(a) 2μs

(b) 5μs

(c) 10μs

(d) 25μs

(e) 50μs

(f) 100μs

图 3.19   肌肉收缩加速度典型波形

实验所有参数及其对应的加速度值如图 3.20 所示。同等脉冲电压时，肌肉收缩强度随着脉冲宽度的增加近似于对数增加，而同等脉冲宽度时，肌肉收缩强度随着脉冲电压的增加近似于线性增加，即脉冲宽度和电压幅值均能够影响肌肉收缩强度的大小。

当脉冲宽度为 2μs 时，肿瘤消融过程中兔肌肉收缩引起的加速度值均低于 0.5g，即使脉冲电压为 2000V 时，在进行实验的过程中仍然没有明显可视的肌肉收缩现象。

当脉冲宽度为 5μs 时，在脉冲电压 1500V 及以下时，没有可视的肌肉收缩现象。当脉冲电压为 1750V 和 2000V 时，普通电极针作用下的加速度值分别约为 1.28g 和 1.75g，此时可以观察到微弱肌肉收缩，但是该强度下的肌肉收缩并不会导致电极针移位或影响实验的进行。

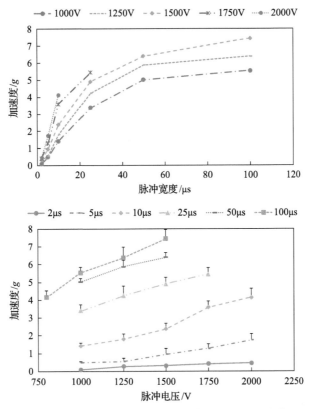

图 3.20 肝脏组织消融时腹部肌肉收缩加速度统计

当脉冲宽度增加到 10μs、脉冲电压 1250V 时，肌肉收缩加速度值在 2g 以内，能直接观察到轻微的肌肉收缩；随着脉冲电压的增加，加速度值增加比较明显，达到 2000V 时，加速度值已增加到 4.14g，肌肉收缩现象非常明显。

当脉冲宽度增加到 25μs、50μs 和 100μs 时，两种电极针下的加速度值均已达到 3g 以上，肌肉收缩明显，导致电极针时常发生移位，容易影响实验的正常进行。

3. 电极针形式对肌肉收缩影响的分析

肌肉和神经具有兴奋性，容易受到刺激引起肌肉收缩。在不可逆电穿孔在体消融组织的实验中，肌肉收缩主要是由于肌肉组织和神经受到脉冲电场刺激而引起的。肌肉收缩的强度与其承受的脉冲场强和波形形式均有关系。

肌肉和神经受到不同波形的脉冲电场刺激引起的肌肉收缩强度不相同，高频双极性脉冲抑制肌肉收缩的原理是通过改变肌肉组织承受的脉冲波形，上述实验已经充分验证了该结论。

　　另一种方案就是改变肌肉承受的脉冲场强，Golberg 和 Rubinsky[4]通过将电极针排列为"电流笼"的形式，即中间为正极性，周围全为负极性的电极针，从而限制靶向治疗区域外的场强，达到降低肌肉收缩强度的目的，且电极针靶向性更加明确。但是这种方式需要向组织中插入多根电极针，在临床治疗中操作烦琐。本章实验中分别采用了平板电极和普通针电极进行组织活体肝脏消融实验，实验中发现在相同的脉冲参数作用时，采用平板电极所引起的肌肉收缩强度大大降低。

　　为了探究电极针型式对肌肉收缩的影响，建立肝脏组织的COMSOL仿真模型，对两种电极针施加脉冲后组织中的电场分布进行研究，对比研究典型的脉冲宽度5μs 的高频双极性脉冲作用下的电场分布情况。

　　生物组织中细胞膜的充电时间与组织的介电常数和电导率相关，且在不同频率下，兔肝脏组织的介电常数会有所差别。仿真模型实验中，串内脉冲宽度为 5μs 的高频双极性脉冲串对应的基波频率为 71.43kHz，因此仿真模型中使用对应频率下的生物组织介电常数进行仿真，计算肝脏组织中的电场分布。表 3.4 为兔肝脏组织的电导率和介电常数在频率 71.43kHz 下的取值。为保证仿真结果具有可比性，仿真中施加的脉冲幅值均为 2000V，普通电极针直径设置为 1mm，电极针间距 10mm，平板电极板面直径 10mm，间距 10mm。组织采用 COMSOL 中电流模块进行仿真建模。

表 3.4　兔肝脏组织的电导率和介电常数

脉冲宽度/μs	频率/kHz	组织	电导率/(S/m)	介电常数
5	71.43	肝脏	0.077771	8873.8

　　图 3.21 为两种电极场强大于 100V/cm 以上的组织分布情况，100V/cm 的场强不能导致细胞膜发生电穿孔，但是足以引起肌肉收缩。从图中可以明显地看出，普通电极针的电场分布范围更大，电场也为极不均匀电场，平板电极中间部分电场相对较为均匀，靶向性更加明确，能够有目的地消融肿瘤组织保护正常组织，且靶向区域以外的周边组织场强处于 100V/cm 以上的面积也较小。

　　仿真模型采用的是均匀组织，因此其电流密度分布与场强分布一致，平板电极类似于电流笼式电极针，消融过程中大部分电流均处于两电极之间，因此其肌肉收缩比普通针电极小。

　　在不可逆电穿孔临床应用中，治疗体内肿瘤一般采用针电极，这是由于针电极具有微创的特点，而平板电极治疗体内肿瘤则需要在体腔手术中切开一个较大的切口，才可以将平板电极放入靶向消融区域，因此平板电极不适用于体内肿瘤的消融。

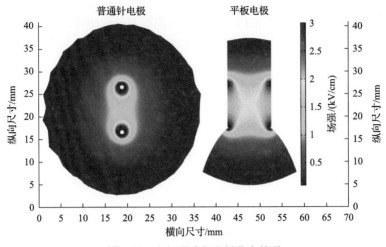

图 3.21　电极形式与电场分布情况

3.5　高频双极性脉冲诱导不可逆电穿孔的生物效应机制

3.5.1　高频双极性脉冲诱导的细胞电响应数值仿真研究

　　根据细胞结构和物理介电特性，在球形细胞三层（细胞外、细胞膜、细胞内）介电模型的基础上，建立五层（细胞外、细胞膜、细胞质、细胞核膜、细胞核质）单细胞球形模型[5]，模型各部分的介电特性包含其电导率和介电常数。图 3.22 为典型的单细胞五层介电模型，其中 E 为外加场强，P、N 分别为细胞膜及细胞核膜上的任一点，θ 和 θ_{np} 分别为该两点同细胞中心连线与外加电场方向的夹角，r_c 和

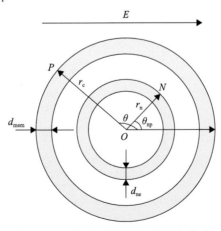

图 3.22　经典球型单细胞五层介电模型

r_n 分别为细胞和细胞核半径，d_{mem} 和 d_{ne} 分别为细胞膜和核膜的厚度，λ_m、λ_{mem}、λ_c、λ_{ne}、λ_{np} 分别为细胞外介质、细胞膜、细胞质、细胞核膜、细胞核质的电导率，ε_0、ε_m、ε_{mem}、ε_c、ε_{ne}、ε_{np} 分别为真空、细胞外介质、细胞膜、细胞质、细胞核膜以及细胞核质的介电常数。

基于单细胞五层介电模型以及电穿孔动态发展数学模型[6-9]，可分别研究高频双极性脉冲作用下细胞电穿孔动态发展过程以及高频双极性脉冲参数对细胞电穿孔过程的影响。由于生物细胞种类繁多，且单个细胞中各个结构的电气特性也不尽相同，为使得仿真具有通用性，仿真计算选择常用的细胞参数典型值如表 3.5 所示。

表 3.5　细胞特征参数

参数	细胞构成	符号	数值
几何参数	细胞半径	r_c	10μm
	细胞核半径	r_n	3.5μm
	细胞膜厚度	d_{mem}	5nm
	细胞核膜厚度	d_{ne}	40nm
电导率	细胞外介质	λ_m	0.2S/m
	细胞膜	λ_{mem}	3×10^{-7}S/m
	细胞质	λ_c	0.3S/m
	细胞核膜	λ_{ne}	6×10^{-3}S/m
	细胞核质	λ_{np}	1.35S/m
	孔隙	λ_p	0.22S/m
介电常数	真空介电常数	ε_0	8.85×10^{-12}F/m
	细胞外介质	ε_m	$80\varepsilon_0$
	细胞膜	ε_{mem}	$8.57\varepsilon_0$
	细胞质	ε_c	$154.4\varepsilon_0$
	细胞核膜	ε_{ne}	$28\varepsilon_0$
	细胞核质	ε_{np}	$52\varepsilon_0$

以表 3.6 中高频双极性脉冲参数为例，研究高频双极性脉冲作用下单细胞电穿孔动态发展过程。

表 3.6 电穿孔数值模型中仿真参数

序列	场强/(V/cm)	脉冲宽度/μs	串内脉冲个数	正负脉冲间隔时间/μs
1	2000	100	1	2
2	2000	50	2	2
3	2000	10	10	2
4	2000	5	20	2
5	2000	2	50	2
6	2000	1	100	2
7	1500	5	20	2
8	1000	5	20	2

利用有限元分析软件建立单细胞五层介电模型，如图 3.23 所示。仿真中电极间距设置为 200μm，选取 A、A_1、$B \sim H$ 为研究细胞电穿孔效应的典型观测点。

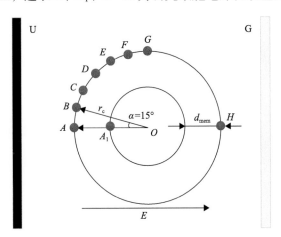

图 3.23 单细胞五层仿真模型（U 指高电压侧，G 指接地侧）

脉冲电场对细胞膜充电的过程中，考虑细胞膜充电时间常数(一般约为 1μs)，不同脉冲宽度的高频双极性脉冲电场在对细胞膜充电所能达到的跨膜电位幅值有所不同，膜电容需要 4~5 倍的时间常数方可充电至最大值，因此对于脉冲宽度较窄的脉冲，无法使细胞膜充电至最大值。各参数脉冲电场作用下跨膜电位变化曲线如图 3.24 所示。

在 2kV/cm、脉冲宽度 10μs 的高频双极性脉冲电场作用下，通过跨膜电位分布、穿孔密度时空分布以及穿孔区域分布来描述电穿孔的动态过程。图 3.25 为 2kV/cm、10μs 的高频双极性脉冲电场作用下，细胞膜上最靠近正电极的点 A 跨膜电位分布情况，由图可见，随着脉冲电场的施加，A 点的跨膜电位由初始静息电位 0.08V 迅速上升，在 1.5μs 时刻，跨膜电位达到穿孔阈值 1V 并发生电穿孔，而后

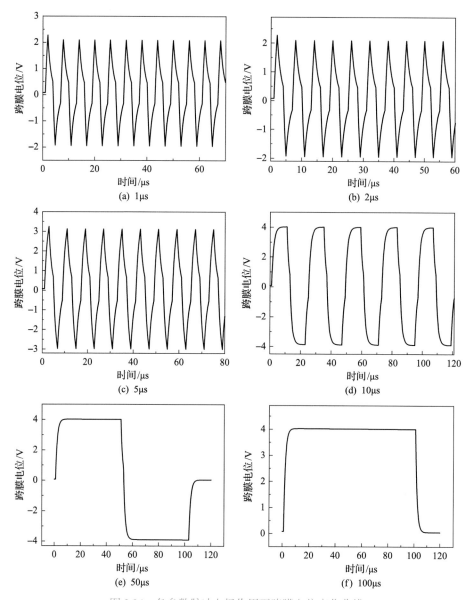

图 3.24　各参数脉冲电场作用下跨膜电位变化曲线

跨膜电位迅速降低并保持在0.5V左右,脉冲结束后,跨膜电位降低到零(图3.25(b)),随后的负极性脉冲作用时,该点跨膜电位随脉冲作用而迅速上升至穿孔后稳定电势差,脉冲结束后,再次恢复至零。电穿孔的过程与现有研究结果一致。由图3.25(b)跨膜电位的时间变化曲线可见,在约1.5μs时刻跨膜电位由1V突然降低,即细胞膜 A 点的绝缘性能被破坏,发生电穿孔,从而增大了细胞的电导率,因此之后该点跨膜电位降低,并保持稳定,说明在该脉冲作用结束前,微孔持续存在。

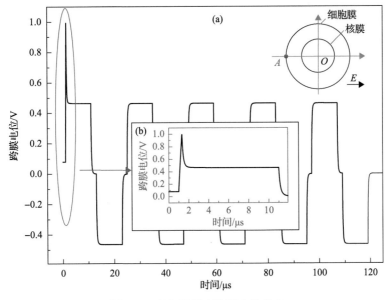

图 3.25　单细胞模型跨膜电位分布

从图 3.26 中 1.3μs 和 1.35μs 两条曲线可以看出，电穿孔的形成使得 *A* 点的跨膜电位开始降低。*A* 点附近的点跨膜电位值超过 *A* 点值成为最大跨膜电位点，直到达到跨膜电位穿孔阈值后，跨膜电位开始降低，以此类推，可知细胞膜上 *AG* 段最大跨膜电位点逐渐沿 *A*→*G* 方向移动，穿孔区域也逐渐增大，5μs 以后，膜上跨膜电位分布达到稳定，最大跨膜电位点停留在弧 *AG* 中点附近。

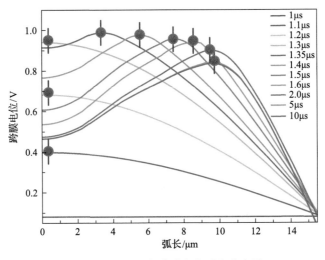

图 3.26　弧 *AG* 段跨膜电位时空分布图

而对于弧 *HG* 段，由于静息电位的存在，其跨膜电位分布与 *AG* 段并不对称，其跨膜电位的发展延迟于 AG 段。如果定义细胞膜外表面与细胞膜内表面的电位差为跨膜电位，正常条件下细胞膜静息跨膜电位为 0.08V。因此，对于 A 点跨膜电位相当于外加电场作用下膜外表面的电位加上 0.08V，一直处于正值，而对于 H 点则会有跨膜电位由正值 0.08V 先降为 0V，再反向增大的过程，从而使得 H 点跨膜电位的幅值增大延迟于 A 点，因而在 1.35μs 时刻，A 点处达到阈值电压发生电穿孔，而 H 点跨膜电位仍未达到阈值电压值而处于持续增大阶段，在 1.45μs 时刻增大到阈值跨膜电位，发生电穿孔，跨膜电位才降低到稳定值。相反，若第一个脉冲为负极性脉冲，则 AG 段的穿孔效应将延迟于 HG 段，如图 3.27 所示。

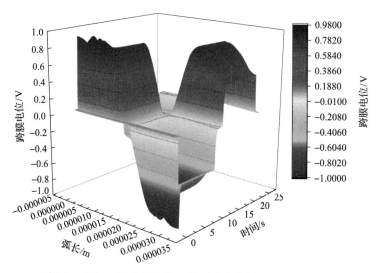

图 3.27　弧 AG 段跨膜电位三维时空分布图（2kV/cm，10μs）

对脉冲宽度 5μs，场强分别为 1000V/cm、1500V/cm、2000V/cm 的情况进行仿真分析发现，场强越高，电穿孔的穿孔密度越大，穿孔区域越大。如表 3.7 所示，随着脉冲场强的增大，细胞膜上最大孔密度增大，细胞的最大孔径也增大，穿孔区域也增大。这是由于外界场强的增大，使得更多的疏水孔形成，并且由于能量的持续供给，疏水孔能够更多地吸收足够的能量转换成亲水孔，从而形成稳定的电穿孔现象。同时，随着脉冲场强的增加，在更大区域的跨膜电位达到阈值跨膜电位，因而导致穿孔的区域也逐渐向 G 点延伸。若忽略静息电位的影响，则在

表 3.7　不同场强的脉冲序列作用下电穿孔效应特征参数对比

场强/(V/cm)	最大孔密度 N_{max}/m^{-2}	最大孔径 R_{jmax}/nm	穿孔面积/%
1000	0.557×10^{16}	382	56.14
1500	1.02×10^{16}	411	58.44
2000	1.94×10^{16}	426	65.89

1000V/cm 时，穿孔区域占整个细胞膜表面积的 56.14%。随着脉冲场强的增大，穿孔区域增大，场强为 2000V/cm 时，穿孔区域达到了整个细胞膜表面积的 65.89%。

此外，在保持场强、脉冲总高电平时间相等的情况下，对脉冲场强为 2000V/cm，正负脉冲间隔为 2μs，脉冲宽度分别为 1μs、2μs、5μs、10μs、50μs、100μs，脉冲串高电平时间 100μs 的高频双极性脉冲仿真分析发现，脉冲越宽，对电穿孔的孔径发展越有利，脉冲串结束时刻细胞膜上所能达到的最大孔径越大。图 3.28 为不同脉冲宽度的脉冲串作用下细胞的最大孔径值，可见，在脉冲宽度为 1～10μs 时，脉冲宽度对孔径发展具有显著影响，随着脉冲宽度增加，孔径表现出对数增长，在脉冲宽度达到 20μs 以后，脉冲宽度对孔径的发展影响不显著。同时根据图 3.28，脉冲宽度对穿孔区域面积的影响不显著，对于场强为 2000V/cm、1～100μs 的高频双极性脉冲引起的穿孔区域面积相似。

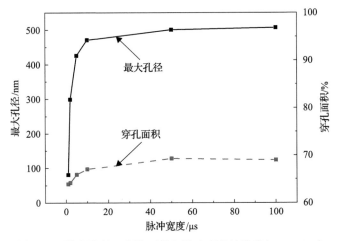

图 3.28　最大孔径、穿孔面积与脉冲宽度的关系(2000V/cm)

研究人员进一步研究了高频双极性脉冲串内脉冲占空比对细胞电穿孔效应的影响。在固定脉冲宽度的前提下，研究脉冲占空比的影响即脉冲间隔时间对细胞电穿孔效应的影响。以脉冲宽度为 5μs 的高频双极性脉冲为例，在脉冲幅值和脉冲宽度一样的条件下，即使脉冲占空比不同，细胞膜上不同位置处能够达到的最大孔密度相同，表明孔密度主要由脉冲幅值和脉冲宽度决定，并且从细胞膜上靠近电极的位置(A 点)到细胞极点(G 点)，孔密度逐步减小，极点位置处由于未发生电穿孔，因此孔密度基本维持在初始值[10]。现有的细胞实验发现，细胞电穿孔后荧光在靠近电极的两侧表达最强[9]，说明荧光分子主要集中在孔密度较大的位置进入细胞。如图 3.29 所示，在脉冲占空比为 20% 时，由于脉冲间隔时间较长，细胞膜表面"微孔"有一定的时间恢复。根据 Schoenbach 等[11]的研究发现孔的恢复在十微秒的数量级，因此细胞膜穿孔已有部分恢复。对于"微孔"恢复时间，不同

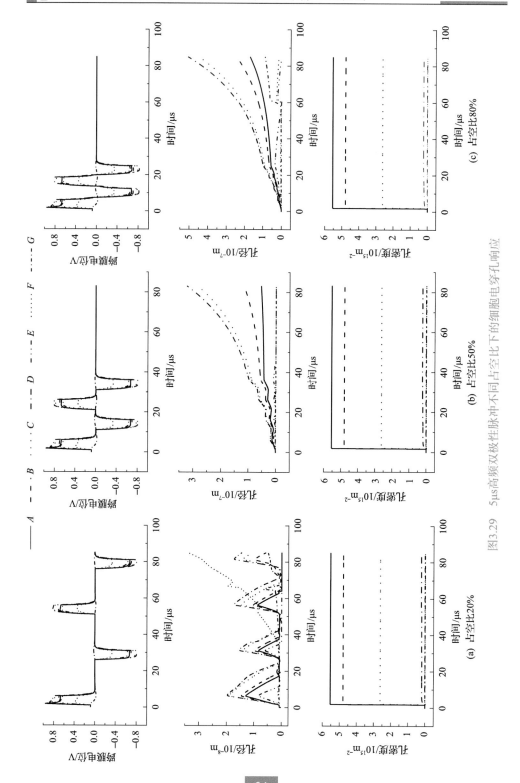

图3.29 5μs高频双极性脉冲不同占空比下的细胞电穿孔响应

的研究之间差异较大，也有发现不同的孔恢复时间不一致，将微孔分为长寿命孔与短寿命孔[12]。不同占空比下，虽然所能达到的孔密度相近，但是从孔径发展方面看，20%占空比细胞有相对较长的时间进行恢复，不同子脉冲没有体现出明显的累积效应。然而，对于占空比为 50% 和 80% 的高频双极性脉冲，其累积效应较为明显，孔径基本呈现出单调增长的趋势。

3.5.2 高频双极性脉冲作用下细胞的死亡途径

高频双极性脉冲作为一种新型脉冲形式，首次在生物医学领域投入应用，因此其对细胞死亡的生物电效应尚不清楚；高频双极性脉冲是否能够有效抑制细胞增长，以及细胞抑制率与脉冲参数间的剂量-效应关系仍不明朗；高频双极性脉冲能否引起细胞凋亡尚需进一步研究，且细胞凋亡途径也缺乏相应的探讨。这些基础科学问题的解决是高频双极性脉冲电场治疗肿瘤的关键所在，也是高频双极性脉冲不可逆电穿孔消融肿瘤推广应用的坚实理论支撑。

目前在研究不可逆电穿孔细胞实验中，细胞会存在可逆穿孔、坏死和凋亡现象。对高频双极性脉冲参数与肿瘤细胞杀伤效果之间的研究发现：如图 3.30 所示，分别施加 45 个高频双极性脉冲和传统不可逆电穿孔脉冲，在不同时间点(6h、12h、24h)

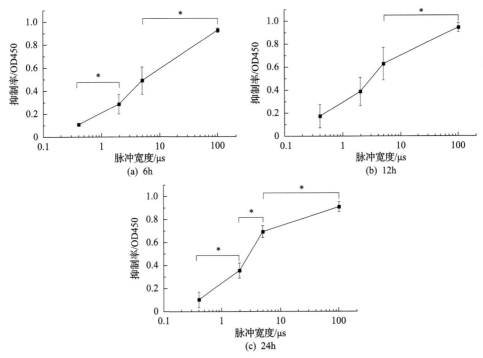

图 3.30 45 个高频双极性脉冲和传统不可逆电穿孔脉冲处理细胞后抑制率曲线
($*p<0.05$；OD450 表示 450nm 处的吸光值)

分别检测细胞存活率，CCK-8 吸光值显示卵巢癌细胞 SKOV3 细胞抑制率随脉冲宽度的增加而增加。细胞抑制率在实验后 6h 时，传统不可逆电穿孔脉冲的细胞抑制率均大于高频双极性脉冲，且具有显著性差异，同时 2μs 的高频双极性脉冲诱导的细胞抑制率显著高于 500ns 的高频双极性脉冲。在脉冲处理后 12h 时，仅 100μs 与高频双极性脉冲诱导的细胞抑制率有显著性差异，然而高频双极性脉冲之间的细胞抑制率不存在显著性差异。而 24h 后，任意两组在细胞抑制率方面均存在显著性差异。

综上所述，在各个时间点上进行 CCK-8 检测，施加 45 个高频双极性脉冲与传统不可逆电穿孔脉冲对细胞的抑制率都具有显著性差异，且传统不可逆电穿孔脉冲的抑制效果较好。虽然施加 45 个高频双极性脉冲时，细胞抑制率比较低，但是可以通过提高脉冲串个数来增加细胞抑制效果，如图 3.31 所示，当高频双极性脉冲的个数增加到 90 个时，高频双极性脉冲的抑制率大幅度提高。

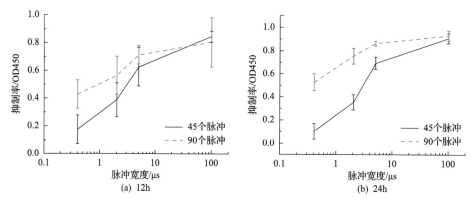

图 3.31　脉冲处理后 12h 和 24h 细胞抑制率情况

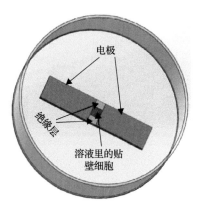

图 3.32　激光共聚焦荧光显微镜
细胞实验所用平板电极

不可逆电穿孔杀伤细胞机理包括在脉冲电场下细胞膜出现了不可恢复的损伤，继而导致细胞发生坏死。脉冲电场对细胞膜电穿孔程度的研究可以用细胞膜的破坏程度表征，继而可得出不同脉冲参数下细胞的响应机理。为进一步研究细胞膜的破坏程度，可以通过采用 DiI 荧光染料来建立高频双极性脉冲参数与细胞电穿孔程度间的剂量-效应关系[13]。DiI 是一种常用的细胞膜探针，进入细胞膜后会侧向扩散逐渐使整个细胞膜染色。因此，通过 DiI 荧光强度变化可以反映不同脉冲参数下细胞膜的电穿孔程度。实验中采用如图 3.32 所示电极传递脉冲，采用激光共聚焦荧光显微镜实时观察荧光强度。

实验中选用如表 3.8 所示脉冲参数，分别研究高频双极性脉冲脉冲宽度和脉冲场强对细胞膜完整性的影响。所有高频双极性脉冲参数均保证了单个脉冲串高电平时间为 100μs，脉冲串数量为 90。

表 3.8　脉冲实验参数

序号	脉冲宽度/μs	电压/V	串内脉冲个数	延迟时间/μs	高电平时间/μs	脉冲串数量
1	0.4	400	250	2	100	90
2	1	400	100	2	100	90
3	5	400	20	2	100	90
4	10	400	10	2	100	90
5	5	200	20	2	100	90
6	5	600	20	2	100	90

在施加脉冲过程中，实时记录细胞膜的荧光强度的变化值。细胞荧光强度记录图片主要分为三个部分：处理前(0s)，处理期间(0～90s)，处理后(90～300s)。脉冲串重复频率设置为 1Hz，脉冲场强为 2kV/cm。90 个脉冲串即处理时间为 90s。图 3.33 为不同脉冲宽度处理时细胞膜荧光强度变化情况，表征了细胞膜的完整性变化。

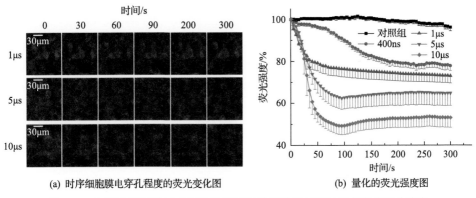

(a) 时序细胞膜电穿孔程度的荧光变化图　　　(b) 量化的荧光强度图

图 3.33　细胞在不同脉冲宽度的高频双极性脉冲作用下的荧光强度程度变化

脉冲结束后(90～300s)，对于脉冲宽度为 1μs 时，荧光强度下降相对较小(300s 时为 73.03%)。脉冲宽度为 5μs 时，脉冲施加结束后，荧光强度下降后基本稳定保持不变(300s 时为 64.51%)。对于 10μs 的脉冲串，300s 时荧光强度出现了小幅度升高(300s 时为 53.55%)。图 3.34 显示，高频双极性脉冲子脉冲越宽，细胞膜荧光强度降低越多，即脉冲对细胞膜的破坏越大。

图 3.35 为不同场强的高频双极性脉冲作用下细胞膜荧光强度随时间的变化情况，各组保持脉冲宽度 5μs 不变。同样，在脉冲作用期间(0～90s)，随着脉冲的施加，细胞膜荧光强度逐渐下降。从图中可以看出，当脉冲场强从 1kV/cm 增加到

3kV/cm 时，荧光强度在脉冲结束后(90s)分别降至 91.01%、62.87% 和 35.37%，且具有显著性差异(图 3.36)，即细胞膜的电穿孔程度与脉冲场强正相关。

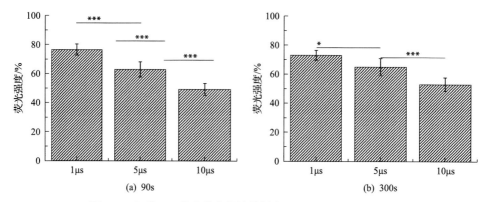

图 3.34　细胞 DiI 荧光强度统计分析($* \ p < 0.05$, $*** \ p < 0.001$)

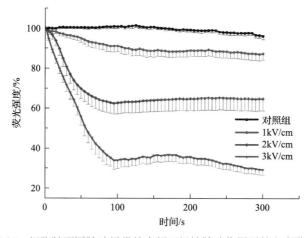

图 3.35　细胞随不同脉冲场强的高频双极性脉冲作用下的电穿孔程度

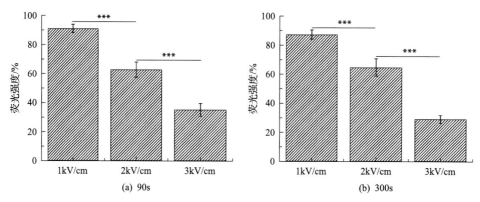

图 3.36　不同场强的脉冲作用后细胞膜的荧光强度变化($*** \ p < 0.001$)

脉冲结束后(90～300s)，1kV/cm 场强作用下，荧光强度仍有轻微下降，表明细胞膜的电穿孔仍在持续。2kV/cm 场强作用下，细胞膜的电穿孔程度基本保持不变。3kV/cm 场强作用下，荧光强度呈现先增加后降低的趋势，其中的作用机制仍需进一步深入研究。

高频双极性脉冲对肿瘤细胞膜电穿孔程度的研究表明：对于脉冲宽度或场强较小的脉冲参数，荧光强度需要较长的时间达到稳定；而对于场强和脉冲宽度较大的脉冲电场，细胞膜荧光强度急剧变化，细胞膜发生电穿孔并破坏严重，能够迅速降低并稳定。高频双极性脉冲电场作用下，保持相同的高电平时间，当脉冲宽度在 1～10μs 变化时，细胞膜电穿孔程度随脉冲宽度的增加而增加。

高频双极性脉冲的脉冲宽度在数微秒级别，根据脉冲电场的窗口效应，高频双极性脉冲中的高频含量是有可能引起细胞凋亡的，具体是否存在细胞凋亡以及凋亡途径仍需进一步研究。细胞凋亡属于一种细胞自我调控的程序性死亡，会减少相应并发症的发生。因此，针对高频双极性脉冲电场是否能够引起细胞凋亡的研究具有重要意义。需要深入探究不同脉冲电场参数对细胞凋亡的影响，明确高频双极性脉冲引起的凋亡通路、凋亡信号等。线粒体是决定细胞凋亡的关键细胞器，而线粒体外膜通透性增加以及膜间凋亡分子释放，是决定凋亡起始的关键步骤，细胞凋亡也会引起细胞核中染色体固缩等形态学变化。从而可以根据以上变化来检测细胞凋亡情况。

细胞凋亡过程中磷脂酰丝氨酸(phosphatidylserine，PS)与 Annexin V 具有高亲和力并且可以特异结合。碘化丙啶(PI)是一种核酸染料，可以穿透凋亡晚期细胞和坏死细胞的细胞膜嵌入细胞核内 DNA 双链发出红色荧光。采用 Annexin V 和 PI 双染和细胞流式技术可检测高频双极性脉冲作用下肿瘤细胞的坏死与凋亡情况，分别研究脉冲处理后 12h 和 24h 后的凋亡与坏死情况，结果发现随着脉冲宽度的增加细胞凋亡率逐渐增加，得出高频双极性脉冲电场杀伤肿瘤细胞具有脉冲宽度参数依赖性，如图 3.37 所示。根据凋亡图绘制的凋亡率如表 3.9 所示，可见脉冲电场随着脉冲宽度的增加，凋亡率逐渐增加。

Hoechst 33258 是一种水溶性双苯咪唑类化合物荧光染料，可以穿透细胞膜，与 DNA 分子结合，将细胞核染成蓝色。细胞凋亡时细胞核形态发生变化主要表现为细胞染色体固缩，DNA 裂解。在凋亡细胞中，由于细胞膜通透性增加，大量 Hoechst 33258 进入细胞，将凋亡细胞染成强蓝色荧光，死细胞不被染色，正常细胞染成浅蓝色，从而判断出潜在的凋亡细胞。处理后的细胞经过染色在激光共聚焦显微镜下观察细胞染色情况，可见随着高频双极性脉冲电场脉冲宽度增加，细胞核染色程度逐渐增加，并清晰可见细胞核边缘化和染色质高度浓缩的情况，如图 3.38 红色箭头所示。根据细胞核染色后的形态变化，可判断出经过高频双极性脉冲电场处理后细胞的凋亡程序被激活。

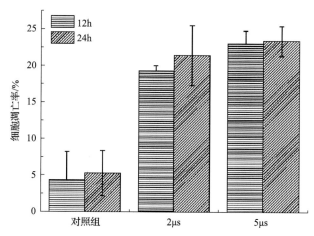

图 3.37　流式细胞检测高频双极性脉冲参数作用 SKOV3 的凋亡率统计图

表 3.9　流式细胞检测高频双极性脉冲参数作用 SKOV3 的凋亡率统计表　　　（单位：%）

检测时间	荧光变化值	对照组	2μs	5μs
12h	早凋率	3.43±3.66	18.18±0.30	20.47±0.92
	晚凋率	0.86±0.28	1.12±0.39	1.54±0.83
24h	早凋率	4.07±2.85	19.35±2.96	20.60±0.30
	晚凋率	1.18±0.25	2.06±1.14	2.78±1.76

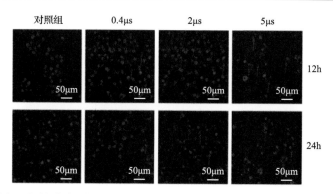

图 3.38　高频双极性脉冲电场不同脉冲宽度作用 SKOV3 后 Hoechst 33258 染色荧光情况

　　细胞早期凋亡的标志性事件一般是指线粒体膜电位(mitochondrial membrane potential，MMP)的下降，但是在形态学上没有明显的变化。JC-1 荧光探针作为检测线粒体膜电位的阳离子性染色剂，在激光共聚焦显微镜下观察到红色荧光时，说明 MMP 正常或者较高，JC-1 以聚合物形式存在并聚集在线粒体的基质中，说明细胞线粒体膜电位也比较正常。当共聚焦显微镜下观察呈绿色荧光时，是由于 JC-1 以单体形式存在，不在线粒体基质中聚集，MMP 下降，细胞存在凋亡情况。当 MMP 开始下降时，在共聚焦显微镜下可观察到红绿荧光共存，即呈现橘红色荧光(图 3.39)。同样发现脉冲宽度较宽导致更多的细胞凋亡。

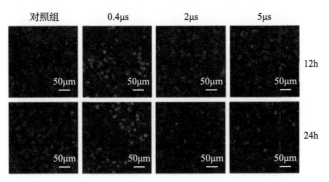

图 3.39 高频双极性脉冲电场作用 SKOV3 后 JC-1 染色情况

免疫组化即免疫细胞化学(immunocytochemistry)技术是应用抗原与抗体特异性结合的免疫学原理，使标记 BAX、BCL-2、Caspase-3、Caspase-9 四种抗体的显色剂(荧光素、酶、金属离子、同位素)显色来确定细胞内这四种蛋白的表达情况。高频双极性脉冲电场作用 SKOV3 12h 和 24h 后，采用免疫细胞化学技术检测细胞中的凋亡蛋白表达情况，随着脉冲电场脉冲宽度的增加，各个凋亡蛋白的免疫组化染色逐渐加深，表明凋亡蛋白的表达逐渐增多(图 3.40)，验证了上述高频双极性脉冲参数与细胞凋亡之间的关系。

流式细胞仪检测结果表明，随着脉冲宽度的增加，细胞凋亡率逐渐增加。激光共聚焦荧光显微镜下观察到细胞核染色较正常加深，且出现浓缩及边缘化改变。高频双极性脉冲处理贴壁的 SKOV3 细胞后，在共聚焦显微镜下可见细胞形态开始变圆，且细胞也出现了脱壁现象。上述结果表明高频双极性脉冲电场刺激后未消融破裂的细胞进入凋亡阶段。细胞的凋亡存在多种途径及机制，如纳秒级脉冲电场诱导细胞凋亡是通过多种凋亡途径来完成的，其中包括线粒体凋亡途径[14]。通过对高频双极性脉冲引起的线粒体跨膜电位以及凋亡因子的免疫组化分析发现，高频双极性脉冲诱导的细胞凋亡同样包含线粒体凋亡途径。

Mercadal 等以胰腺癌细胞为研究对象，研究了传统不可逆电穿孔脉冲以及脉冲宽度 1μs 与 2μs 的高频双极性脉冲作用下细胞凋亡机制。研究发现，脉冲处理后 3h 和 24h 细胞消融区域具有显著性差异，24h 后的消融范围均显著增加，随着脉冲宽度的降低，3h 与 24h 时刻点的消融范围差值逐渐增大，如图 3.41 所示。研究

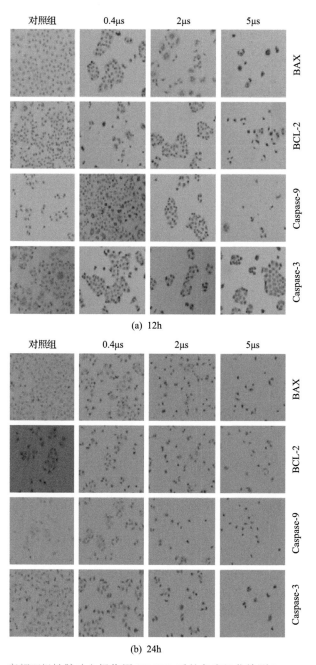

图 3.40　高频双极性脉冲电场作用 SKOV3 后的免疫组化检测 BAX、BCL-2、
Caspase-9、Caspase-3 凋亡蛋白的表达情况

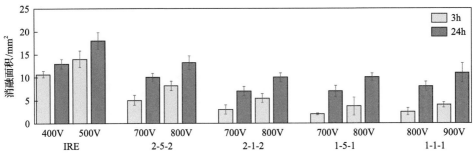

图 3.41　不同脉冲参数作用后 3h、24h 时的消融范围

(2-5-2 指 2μs 正脉冲-5μs 间隔-2μs 负脉冲的高频双极性脉冲，其他类推)

还发现高频双极性脉冲作用后 6h，Caspase-3/7 表达达到峰值，传统不可逆电穿孔脉冲处理组则未发现 Caspase-3/7 的表达。实验表明，高频双极性脉冲作用下细胞可能产生更多的伴随 Caspase-3/7 表达的细胞凋亡，而传统不可逆电穿孔脉冲作用下细胞更多的是无 Caspase-3/7 表达的细胞凋亡或坏死[15]。

Rolong 等[16]发现高频双极性脉冲相较于传统不可逆电穿孔脉冲对肿瘤初始细胞(tumor-initiating cell, TIC)和晚期恶性肿瘤细胞具有更低的消融阈值，表明高频双极性脉冲可以用于靶向选择性消融 TIC 和晚期恶性肿瘤细胞而最大限度地保全正常细胞。Ivey 等以神经胶质瘤细胞为研究对象，发现高频双极性脉冲能够靶向作用于细胞核更大的肿瘤细胞，而对正常细胞保持较高的杀伤阈值[17]，如图 3.42 所示。然而，传统不可逆电穿孔脉冲对正常细胞和肿瘤细胞的杀伤阈值没有显著性差异。研究结果表明，高频双极性脉冲表现出对肿瘤细胞更好的选择性，这可能是由于高频双极性脉冲能够作用于细胞内部，因而对细胞核较大的肿瘤细胞具有更好的选择性。

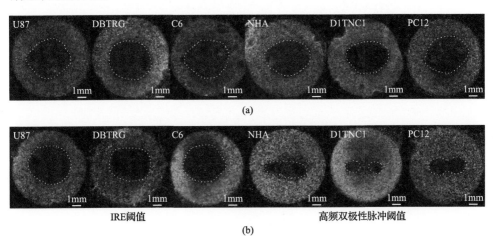

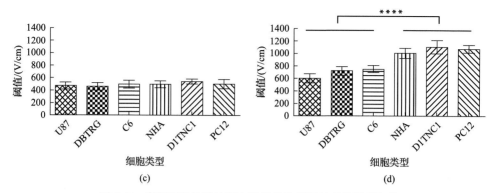

图 3.42　高频双极性脉冲靶向选择性作用于神经胶质瘤细胞

(a)传统不可逆电穿孔脉冲对神经胶质瘤细胞(U87、DBTRG、C6)和正常细胞(NHA、D1TNC1、PC12)的杀伤效果没有显著性差异($n = 10$, $p \geqslant 0.1$)；(b)高频双极性脉冲对神经胶质瘤细胞的杀伤范围大于对正常细胞的杀伤范围；(c)传统不可逆电穿孔脉冲对正常细胞和神经胶质瘤细胞的杀伤阈值场强没有显著性差异($n = 10$, $p \geqslant 0.1$)；(d)高频双极性脉冲对神经胶质瘤细胞的消融阈值场强显著低于正常细胞的消融阈值场强($n = 10$, **** $p < 0.0001$)

3.6　高频双极性脉冲不可逆电穿孔组织消融的有效性与安全性

3.6.1　高频双极性脉冲不可逆电穿孔肿瘤治疗样机研制

图 3.43 为适用于医学临床应用的高频双极性脉冲电场肿瘤消融样机，该样机包括人机交互界面、脉冲发生主机、脚踏控制开关及治疗电极针等。

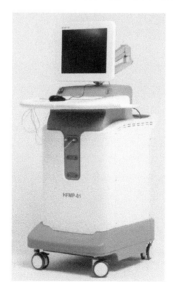

图 3.43　高频双极性脉冲电场肿瘤消融样机

高频双极性脉冲电场肿瘤消融样机可输出正负双极性方波脉冲，具体参数如下。

1. 单极性单脉冲模式

脉冲幅值：500～3000V，步进 50V，±10%。

脉冲宽度：20～100μs，步进 5μs，±10%。

脉冲频率：1～5Hz，步进 1Hz，±10%。

脉冲个数：10～1000 个，步进 1 个。

2. 双极性脉冲串模式

脉冲幅值：±500～±3000V，步进 50V，±10%。

脉冲宽度：1～50μs，步进 1μs，±10%。

串内脉冲个数：2～1000，步进 2 个。

脉冲串外频率：1～5Hz，步进 1Hz，±10%。

脉冲串个数：10～1000 个，步进 1 个。

样机包括 6 个电极针输出端口，可根据肿瘤尺寸选择电极针数量，从而有效消融不同尺寸的肿瘤。此外，样机还具有心电同步功能，在进行消融靠近心脏位置的肿瘤时，可与患者心跳同步输出脉冲，防止心跳紊乱，保证治疗过程的安全性。

3.6.2　高频双极性脉冲组织消融效果

目前，高频双极性脉冲不可逆电穿孔组织消融的安全有效性已在新西兰大白兔肝脏组织实验中得到了初步论证，研究人员分别研究了不同参数的高频双极性脉冲配合针电极作用下，兔肝脏组织消融情况，实验中分别采用 90 个重复频率 1Hz、脉冲宽度 100μs 的单极性传统不可逆电穿孔脉冲以及同等参数剂量的高频双极性脉冲处理肝脏组织。脉冲电压幅值范围设置为 800～2000V，电极针间距固定为 10mm，实验参数如表 3.10 所示。

表 3.10　实验脉冲参数

编号	脉冲宽度/μs	电压/V	串内脉冲个数	正负脉冲间隔时间/μs	串内高电平时间/μs	脉冲串个数
1	2	1000	50	2	100	90
2	2	1250	50	2	100	90
3	2	1500	50	2	100	90
4	2	1750	50	2	100	90
5	2	2000	50	2	100	90
6	5	1000	20	2	100	90
7	5	1250	20	2	100	90

续表

编号	脉冲宽度/μs	电压/V	串内脉冲个数	正负脉冲间隔时间/μs	串内高电平时间/μs	脉冲串个数
8	5	1500	20	2	100	90
9	5	1750	20	2	100	90
10	5	2000	20	2	100	90
11	10	1000	10	2	100	90
12	10	1250	10	2	100	90
13	10	1500	10	2	100	90
14	10	1750	10	2	100	90
15	10	2000	10	2	100	90
16	25	1000	4	2	100	90
17	25	1250	4	2	100	90
18	25	1500	4	2	100	90
19	25	1750	4	2	100	90
20	50	1000	2	2	100	90
21	50	1250	2	2	100	90
22	50	1500	2	2	100	90
23	100	800	1	—	100	90
24	100	1000	1	—	100	90
25	100	1250	1	—	100	90
26	100	1500	1	—	100	90

同时，研究人员还建立了兔肝脏组织有限元仿真模型。传统不可逆电穿孔脉冲的仿真模型参数选择直流下的组织介电常数，对于高频双极性脉冲电场，脉冲宽度为 2μs、5μs、10μs、25μs、50μs，对应的基波频率分别为 125kHz、71.43kHz、41.67kHz、18.52kHz、9.6kHz。仿真模型中选择对应频率下的介电常数和电导率进行组织参数设置并计算相应的电场分布，具体参数如表 3.11 所示，数据来源为人体肝脏组织的电导率和介电常数[18]。

表 3.11 不同频率下人体肝脏组织的电导率及介电常数

频率/kHz	电导率/(S/m)	介电常数
直流	0.027714	15056000
9.6	0.053103	29666
18.52	0.059862	19476
41.67	0.069508	11823
71.43	0.077771	8873.8
125	0.090105	6701.5

3.6.3　肝脏组织消融效果及阈值场强

消融结束 72h 后, 对兔肝脏组织进行取样, 新鲜组织取样照片如图 3.44 所示。从图中可以看出, 肝脏组织消融区域明显泛白, 与正常组织界限明显。随着脉冲剂量的增加, 消融区域从两个独立的圆形 (2μs/1500V 和 5μs/1000V) 演变成哑铃形 (5μs/1250V、5μs/1500V 和 10μs/1500V), 最终变成椭圆形 (5μs/1750V、5μs/2000V 和 25μs/1500V、50μs/1500V)。

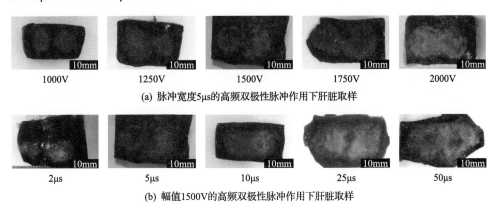

(a) 脉冲宽度5μs的高频双极性脉冲作用下肝脏取样

(b) 幅值1500V的高频双极性脉冲作用下肝脏取样

图 3.44　肝脏消融后照片

经对肝脏组织 HE (苏木精-伊红) 染色扫描后, 能更加清晰精准地观察到肝脏组织消融区与正常组织边界, 如图 3.45 所示。实际的肝脏组织存在肝小叶、血管和胆管等结构, 其结构的异质性导致了其电气参数的各向异性, 因此实际的电场分布并非标准的哑铃形或者椭圆形, 由图 3.45 可以看出消融边界并不是规则的曲线。从染色后的切片中同样可以观察到, 2μs/1000V 和 5μs/1000V 的脉冲电场下消融区域并未连接成一个整体, 随着脉冲电压的增加, 消融区域逐步增大, 2μs/2000V 和 5μs/2000V 的消融区域已呈现出一个面积较大的整体消融区域, 5μs 的消融区域进一步增加。在相同脉冲电压和总高电平时间 (均为 100μs) 下, 传统不可逆电穿孔电脉冲消融的面积最大, 即在脉冲剂量相同时, 脉冲宽度越宽, 消融面积越大。

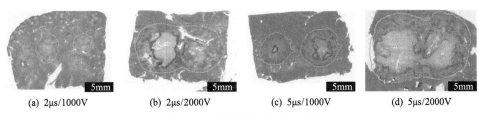

(a) 2μs/1000V　　(b) 2μs/2000V　　(c) 5μs/1000V　　(d) 5μs/2000V

图 3.45　消融组织病理切片图

图 3.46 为脉冲宽度 10μs、脉冲电压 1750V 的高频双极性脉冲电场消融后肝脏

组织的切片图。从图中可以看出，组织的消融区存在明显的边界(微米级别)，消融区中不存在完整的细胞结构，说明细胞均已坏死。但是消融区内血管和胆管结构得到保存，特别是胆管的结构仍非常完整，再次验证了脉冲电场消融对血管和胆管等管道结构选择性保护的优势。

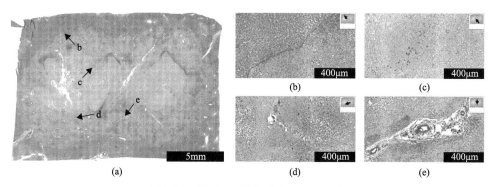

图3.46　组织HE染色图(10μs/1750V)

对不同脉冲宽度及电压幅值下的肝脏组织消融面积进行统计得到如图3.47所示的曲线。从图中可以看出，高频双极性脉冲组织消融效果随着电压和脉冲宽度的增加均呈现出增加的趋势。为了量化消融区域，将所有消融区域的长宽尺寸进行统计，如表3.12所示。

以消融面积相等为原则，利用数值仿真得到的电场等值线包围面积与实际消融面积相等确定消融电场阈值。如图3.48所示，分别列举了脉冲宽度为2μs、5μs、10μs时肝脏组织切片消融及电场分布情况。根据此规则确定不同脉冲宽度下的消融阈值场强。2μs、5μs、10μs、25μs、50μs、100μs的消融阈值场强分别为861V/cm、627V/cm、477V/cm、405V/cm、347V/cm、309V/cm。

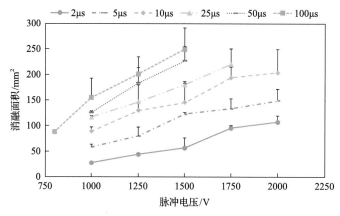

图3.47　肝脏组织消融面积统计

表 3.12　高频双极性脉冲组织消融区域平均长宽尺寸统计

脉冲宽度/μs	电压/V	长/mm	宽/mm
2[a]	1000	10.33±0.32	5.15±0.30
2[a]	1250	12.36±1.37	5.50±0.44
2[b]	1500	13.35±1.95	5.93±0.99
2[b]	1750	14.70±0.53	7.57±0.59
2	2000	15.65±0.81	8.65±1.11
5[a]	1000	13.44±1.00	6.28±0.35
5[b]	1250	14.16±0.62	8.62±1.33
5[b]	1500	17.16±0.48	9.36±0.37
5	1750	17.51±1.83	9.85±1.90
5	2000	18.67±1.94	10.97±1.01
10[b]	1000	14.79±0.89	8.19±0.48
10	1250	15.24±0.50	8.57±0.53
10	1500	17.49±1.15	10.90±0.39
10	1750	17.72±0.35	11.28±0.36
10	2000	18.85±0.14	12.40±0.26
25[b]	1000	14.90±0.76	8.43±0.49
25	1250	16.26±1.08	9.84±0.33
25	1500	18.50±0.98	11.76±1.33
25	1750	18.98±2.35	12.58±1.98
50	1000	15.80±0.83	8.76±1.63
50	1250	17.81±3.42	10.91±0.38
50	1500	19.37±1.50	12.78±1.65
100[b]	800	13.60±0.98	7.59±0.74
100	1000	16.15±2.00	10.92±1.34
100	1250	18.99±0.33	12.27±2.87
100	1500	21.01±3.13	13.70±0.80

a 指消融区域未连接为一个整体，b 指消融区域为哑铃形状。

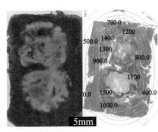 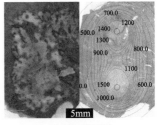

(a)　2μs/2000V　　　　(b)　5μs/2000V　　　　(c)　10μs/2000V

图 3.48　部分脉冲参数及电极针消融区域对比与仿真电场分布

研究中固定电极针间距为 10mm，系统研究了脉冲电场幅值、脉冲宽度与消融面积的关系。由于实验中采用的脉冲参数有限，对现有的实验数据进行数值插值获得了组织消融面积与脉冲幅值(1000~2000V)、脉冲宽度(2~100μs)的变化关系，如图 3.49 所示。从图中可以看出，当脉冲电压较低时，消融面积随着脉冲宽度的增加存在着饱和的现象，因此进一步增加消融面积仅通过增加脉冲宽度难以实现，必须要增加脉冲幅值以满足要求。当脉冲宽度固定时，消融面积与脉冲电压呈现出线性增加的趋势。在宽脉冲且电压较高(2000V)时，由于肌肉收缩现象的存在，消融面积测量误差较大，图中电压较高时，出现了随着脉冲宽度的增加消融面积出现凹陷的情况。

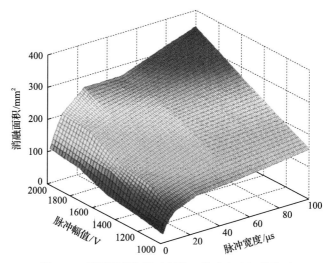

图 3.49　消融面积与脉冲幅值、脉冲宽度间的关系

3.6.4　高频双极性脉冲大动物消融实验的安全性与有效性

在新西兰大白兔肝脏组织消融实验过程中，实验动物各项生理体征均正常，脉冲处理后未出现其他严重并发症，各项生命指标均在合理范围内。除此之外，为了进一步论证高频双极性脉冲组织消融的生物安全性，重庆大学研究团队联合第三军医大学、重庆医科大学等医疗单位进一步以巴马小型猪肝脏组织和比格犬前列腺组织为对象开展了高频双极性脉冲临床前大动物实验研究。

1. 高频双极性脉冲消融猪肝脏组织实验

实验中采用 CT 引导穿刺的形式消融猪肝脏组织，如图 3.50 所示。通过电极穿刺的形式能够避免外科手术给患者带来的创伤，达到微创治疗的目的。治疗脉冲参数如表 3.13 所示，实验现场如图 3.51 所示。

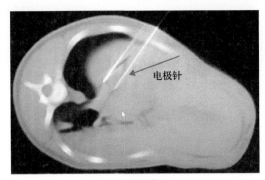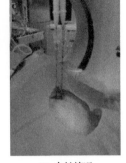

(a) CT引导布针　　　　　　　　　　　(b) 布针情况

图 3.50　猪肝脏组织消融实验布针

表 3.13　猪肝脏组织消融脉冲参数

序号	脉冲幅值/(V/cm)	脉冲宽度/μs	脉冲串数目
1	1500	5-10-5	100
2	1500	5-10-5	300
3	1500	5-10-5	500

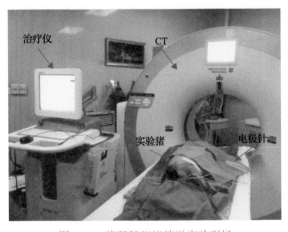

图 3.51　猪肝脏组织消融实验现场

脉冲治疗期间，巴马小型猪肌肉收缩强度很小，几乎无法肉眼观察，且对治疗未造成任何影响，如图 3.52 所示。

治疗期间监测动物各项生理指标均在正常范围内。脉冲处理结束待动物苏醒后转移到动物房，观察术后反应。术后每天观察记录实验动物日常生活、疼痛、摄食等一般情况，猪在术后 24h 后日常活动、摄食等一般情况与术前均无明显差别，均未发生明显出血、气胸、感染、胆漏等严重并发症。

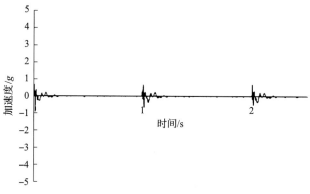

图3.52 消融实验中猪肌肉收缩强度情况

术后即刻增强CT可见清晰的边界区域，消融区呈现低密度影，消融区内及其毗邻的大血管正常强化，无血管狭窄和造影剂外漏等现象，部分肝内可见少量针道出血；所有组小型猪复查增强CT均未见明显门静脉血栓、胆瘘、胆囊坏死等严重并发症。随着术后时间增加，实验组小型猪消融区与正常肝组织边界逐渐模糊，消融区逐渐被正常肝组织替代，术后28天增强CT可见消融区缩小甚至消失(图3.53)。

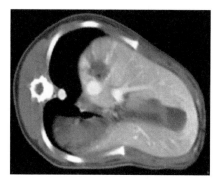 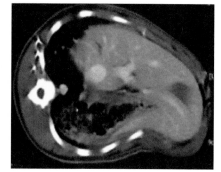

(a) 术后即刻消融区呈类圆形低密度影，　　(b) 28天后，消融区消失，周边血管正常显影
　　未见血管狭窄或出血

图3.53 高频双极脉冲消融小型猪肝组织前后增强CT影像

高频双极性脉冲消融猪肝脏组织实验数据显示，该脉冲可以有效消融肝脏组织，且不会对动物各项生理功能造成影响，同时未发现其他并发症，消融区域附近的重要结构也得以保存，充分验证了高频双极性脉冲电场消融肝脏组织的安全有效性。

2. 高频双极性脉冲消融比格犬前列腺组织实验

高频双极性脉冲对不同组织的消融有效性和安全性在比格犬前列腺组织中进行了进一步验证。前列腺组织中血管、神经丰富，而且附近存在尿道、直肠等器官，传统疗法难以避免对上述组织的破坏，从而严重影响患者功能。因此，高频双极性脉冲电场的非热、选择性等优势将为前列腺疾病的治疗带来更优的疗效。

研究人员采用超声引导下的穿刺进行前列腺消融，如图 3.54 所示。

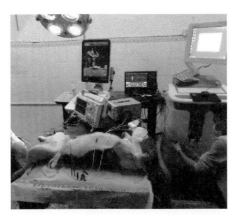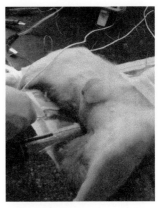

图 3.54　超声引导下的比格犬前列腺消融实验

消融后 3 天对比格犬前列腺进行取样，并制作大切片进行分析，可以观察到明显的消融区域，如图 3.55 所示。

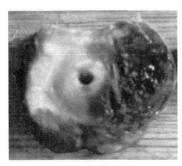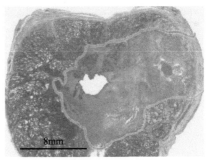

(a) 消融后新鲜前列腺　　　　　　(b) 前列腺HE染色切片图

图 3.55　比格犬前列腺消融后 3 天坏死区域图

对前列腺大切片进行分析，如图 3.56 所示，明显可观察到，前列腺组织中血管、神经、腺体均得到完整保留，消融边界清晰，验证了高频双极性脉冲可以选择性地保留正常结构性组织，并有效消融普通组织，进一步验证了高频双极性脉冲消融生物组织的安全有效性。

此外，O'Brien 等[19]用同轴电极施加高频双极性脉冲在体消融猪胰腺组织，实验发现高频双极性脉冲产生的胰腺组织消融面积具有可重复性，并且实验还发现在其他脉冲参数一致的前提下，脉冲宽度越宽，组织消融范围越大。Partridge 等[20]采用高频双极性脉冲配合同轴电极治疗了 3 只患有肝细胞癌的犬，研究发现高频双极性脉冲能够安全有效地消融肝癌组织，同时伴有淋巴细胞性肿瘤浸润。

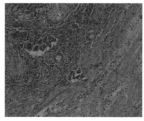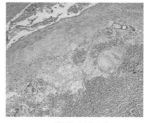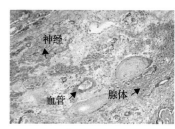

(a) 血管结构完整	(b) 消融边界清晰	(c) 重要结构完整保留

图 3.56　高频双极性脉冲不损伤血管、神经、腺体等重要正常组织

3.7　本 章 小 结

本章针对不可逆电穿孔消融肿瘤技术临床应用由于电场分布不均导致的消融盲区以及电刺激引起的肌肉收缩难题，从细胞膜静息电位偏置、生物电介质各向异性、动作电位传导等方面出发，讲述了上述难题的解决思路与措施，提出了高频双极性脉冲消融肿瘤的新思路，并进行了仿真与实验研究，验证了高频双极性脉冲可以很好地解决目前临床所遇到的难点问题；随后讨论了新型高频双极性脉冲细胞杀伤机制以及组织消融的安全有效性。

参 考 文 献

[1] 赵亚军. 复合脉冲消融肿瘤致组织介电与阻抗特性动态变化机理及实验研究[D]. 重庆: 重庆大学, 2018.

[2] Yao C G, Zhao Y J, Mi Y, et al. Comparative study of the biological responses to conventional pulse and high-frequency monopolar pulse bursts[J]. IEEE Transactions on Plasma Science, 2017, 45(10): 2629-2638.

[3] Dong S L, Yao C G, Zhao Y J, et al. Parameters optimization of bipolar high frequency pulses on tissue ablation and inhibiting muscle contraction[J]. IEEE Transactions on Dielectrics and Electrical Insulation, 2018, 25(1): 207-216.

[4] Golberg A, Rubinsky B. Towards electroporation based treatment planning considering electric

field induced muscle contractions[J]. Technology in Cancer Research & Treatment, 2012, 11 (2): 189-201.

[5] Schwan H P. Electrical Properties of Tissue and Cell Suspensions[M]. Amsterdam: Elsevier, 1957.

[6] Yao C G, Liu H M, Zhao Y J, et al. Analysis of dynamic processes in single-cell electroporation and their effects on parameter selection based on the finite-element model[J]. IEEE Transactions on Plasma Science, 2017, 45 (5): 889-900.

[7] 姚陈果, 刘红梅, 赵亚军, 等. 基于有限元分析的球形单细胞及不规则真实细胞电穿孔动态过程仿真[J]. 高电压技术, 2016, 42 (8): 2387-2394.

[8] Krassowska W, Filev P D. Modeling electroporation in a single cell[J]. Biophysical Journal, 2006, 92 (2): 404-417.

[9] Pucihar G, Miklavcic D, Kotnik T. A time-dependent numerical model of transmembrane voltage inducement and electroporation of irregularly shaped cells[J]. IEEE Transactions on Biomedical Engineering, 2009, 56 (5): 1491-1501.

[10] Yao C, Zhao Y, Dong S, et al. Differences in the effects of duty cycle and interval on cell response induced by high-frequency pulses under different pulse durations[J]. IEEE Transactions on Plasma Science, 2016, 44 (10): 2097-2110.

[11] Schoenbach K H, Pakhomov A G, Semenov I, et al. Ion transport into cells exposed to monopolar and bipolar nanosecond pulses[J]. Bioelectrochemistry, 2015, 103: 44-51.

[12] Pavlin M, Miklavcic D. Theoretical and experimental analysis of conductivity, ion diffusion and molecular transport during cell electroporation-relation between short-lived and long-lived pores[J]. Bioelectrochemistry, 2008, 74 (1): 38-46.

[13] Yao C G, Lv Y P, Gong L Y, et al. Targeted cell membrane damage by bipolar high repeated frequency pulses[J]. IEEE Transactions on Dielectrics and Electrical Insulation, 2017, 24 (5): 3270-3282.

[14] 董守龙. 高频双极性微秒脉冲电场不可逆电穿孔消融肿瘤的实验与机理研究[D]. 重庆: 重庆大学, 2017.

[15] Mercadal B, Beitel-White N, Aycock K N, et al. Dynamics of cell death after conventional IRE and H-HIRE treatments[J]. Annals of Biomedical Engineering, 2020, 48 (5): 1451-1462.

[16] Rolong A, Schmelz E M, Davalos R V. High-frequency irreversible electroporation targets resilient tumor-initiating cells in ovarian cancer[J]. Integrative Biology, 2018, 9 (12): 979-987.

[17] Ivey J W, Latouche E L, Sano M B, et al. Targeted cellular ablation based on the morphology of malignant cells[J]. Scientific Reports, 2015, 5: 17157.

[18] Yao C, Dong S, Zhao Y, et al. Bipolar microsecond pulses and insulated needle electrodes for reducing muscle contractions during irreversible electroporation[J]. IEEE Transactions on Biomedical Engineering, 2017, 64 (12): 2924-2937.

[19] O'Brien T J, Passeri M, Lorenzo M F, et al. Experimental high-frequency irreversible electroporation using a single-needle delivery approach for nonthermal pancreatic ablation in vivo[J]. Journal of Vascular and Interventional Radiology, 2019, 30(6): 854-862.

[20] Partridge B R, O'Brien T J, Lorenzo M F, et al. High-frequency irreversible electroporation for treatment of primary liver cancer: A proof-of-principle study in canine hepatocellular carcinoma[J]. Journal of Vascular and Interventional Radiology, 2020, 31(3): 482-491.

第4章 多序列组合脉冲不可逆电穿孔
肿瘤消融治疗方法

4.1 引　　言

本章围绕不可逆电穿孔临床应用中消融区域相对较小的问题，提出一种多序列组合脉冲诱导不可逆电穿孔的新型脉冲形式，解释多序列组合脉冲能够增强消融效果的潜在原因，开展细胞、动物实验论证多序列组合脉冲组织消融的安全性及有效性。

4.2 多序列组合脉冲电场肿瘤治疗方法

4.2.1 不可逆电穿孔临床应用中存在的其他问题

目前在临床肿瘤治疗中发现，脉冲电场不可逆电穿孔技术的治疗效果在一定程度上受到肿瘤尺寸的限制。澳大利亚蒙纳士大学与阿尔弗雷德医院 Cheung 等[1]对 11 位肝癌患者进行不可逆电穿孔治疗发现，对于尺寸小于 3cm 的肿瘤组织，其治疗成功率可达到 93%，但是对直径在 3～4cm 范围内的肿瘤仍存在较大的局部复发风险。Silk 等[2]采用脉冲电场不可逆电穿孔技术处理 9 位患者的皮下肿瘤时(尺寸约为 3cm)，有 5 位患者在治疗后出现局部肿瘤复发现象。Thomson 等[3]对 8 位肾癌患者(平均肿瘤尺寸为 2.7cm)进行治疗时发现，仅 45%的肿瘤被成功消融，肿瘤尺寸会对不可逆电穿孔的治疗效果产生一定影响。Meijerink 等[4]综述了肝癌、胰腺癌、肾癌、肺癌和淋巴癌不可逆电穿孔治疗效果的差异及并发症，实验中所有癌症的消融效果均在术后 24h 观察疗效，3 个月后跟踪观察患者恢复情况，结果同样也发现对于直径小于 3cm 的肿瘤，不可逆电穿孔疗效显著，然而随着肿瘤尺寸增加，其不可逆电穿孔的治疗效果逐步减弱。Cheung 等[1]综述了不可逆电穿孔在肝癌治疗中的效果，发现针对尺寸小于 2cm 的肿瘤，不可逆电穿孔消融成功率可达到 100%，但是针对尺寸小于 3cm 的肿瘤，其成功率下降到 93%，上述研究表明，不可逆电穿孔针对肝癌患者的治疗效果随着肿瘤尺寸的增加而降低。

不可逆电穿孔肿瘤消融在应用中一般采用针电极传递脉冲以保证治疗的微创特性，电极电场分布如图 4.1 所示，脉冲电场超过电穿孔阈值场强的组织区域内细胞会发生电穿孔，脉冲电场超过不可逆电穿孔阈值场强的组织区域可被消融。如果肿瘤过大，电场脉冲产生的不可逆电穿孔范围不能够覆盖整个肿瘤组织，会导致治疗不彻底；另外，从图中也可以看出，电场脉冲不仅能够产生不可逆电穿孔区域，也可产生较大的可逆电穿孔区域，电穿孔阈值场强要小于不可逆电穿孔阈值场强，因此可逆电穿孔出现在消融区域外围。上述现象表明注入的脉冲能量不能全部用于肿瘤消融，仍有相当一部分的能量用于产生大范围的可逆电穿孔区域，脉冲电场撤去后可逆电穿孔区域恢复，使得部分脉冲能量做了"无用功"，导致不可逆电穿孔治疗大尺寸肿瘤时效率低下。

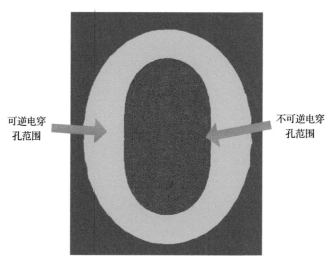

可逆电穿孔范围　　　　　　　　　　　　　　　　　不可逆电穿孔范围

图 4.1　脉冲电场作用下可逆与不可逆电穿孔范围示意图

众多研究学者试图通过各种方法解决不可逆电穿孔治疗大尺寸肿瘤的难题。传统的方法之一就是提高脉冲剂量，即提高脉冲场强与脉冲个数，然而 Faroja 等[5]采用不可逆电穿孔处理猪肝脏组织时发现，当脉冲场强过高或脉冲个数过多时，会对肝脏组织产生热损伤，因此不能盲目地以提高脉冲场强或脉冲个数来解决消融尺寸偏小的问题。Sánchez-Velázquez 等[6]以大鼠肝脏为实验对象，研究了不可逆电穿孔方法消融肝脏组织的安全性，实验发现，场强越高，靶向区域内组织消融得越彻底，但小鼠的存活周期却更短，因此提高脉冲场强对生存周期也有一定的影响；另一个常用方法是增加电极针数来扩大肿瘤消融区域，但 Cannon 等[7]在采用不可逆电穿孔方法治疗肝癌时发现，增加电极针数目虽然会扩大消融区域，但是也会增加手术治疗的复杂性，如需要更长周期的实验准备，尤其是手术前需要制定更精确的治疗计划，而且在电极针排布时，可能会受到肋骨、软骨组织的阻挡，很难按照治疗计划进行精确布置，同时电极针数目的增加会影响肿瘤外包膜，造成包膜下血肿。

4.2.2　增强型多序列组合脉冲思路

部分学者尝试从脉冲形式入手，在不增加治疗复杂度的前提下，寻求一种能够仅采用双针电极注入脉冲的方式扩大消融区域的有效方法。Žgalin 等[8]采用高压短脉冲和低压宽脉冲电场进行灭菌处理时发现，如果在低压宽脉冲电场作用前先用高压短脉冲进行处理，其杀菌效果比单独施加两种脉冲的效果显著增强。作者虽未能给出合理的解释，但猜测两种脉冲电场联合作用具有某种协同效应，增强了作用效果。Guo 等[9]采用高压短脉冲与毫秒低压宽脉冲联合处理 HaCaT 角化细胞，发现能够有效地提高基因传输的效率，但是研究中也意外发现，在更大的参数范围内，两种脉冲协同作用也显著地提高了细胞的杀伤效果。从上述学者的研究中发现，采用高场强、脉冲宽度更窄的纳秒脉冲预处理实验对象能够引起"放大"治疗效果的作用。

高压短脉冲诱导的细胞生物学效应与微秒脉冲引起的不可逆电穿孔效应不同，高压短脉冲能够诱导细胞内部（如细胞核、线粒体等）出现一系列的功能性改变，诱导细胞发生程序性死亡，即凋亡，高压短脉冲电场的这种生物学效应定义为细胞内电处理（intracellular electromanipulation，IEM）。然而，Scarlett 等[10]采用高压短脉冲电场处理 Jurkat 细胞时发现细胞外膜和内质网膜同时产生了大量的微孔。Pakhomova 等[11]采用亚微秒脉冲处理细胞时也发现细胞外膜出现了微孔并能维持数十分钟。同时 Gowrishankar 等[12]建立了基于电穿孔效应的网格传输模型，仿真计算发现，高压短脉冲能够同时作用于细胞膜并开启纳米级"孔洞"。正是由于高压短脉冲高场强特性，可在细胞膜上产生范围广、数量多的微孔，使细胞变得比较脆弱，为后续微秒脉冲产生不可逆电穿孔提供了良好的作用条件，将会提高作用效果。因此，或可借助于纳秒脉冲的"放大"作用，提高微秒脉冲形成的生物组织消融区域。然而，高压短脉冲既能够作用于细胞膜，也可以作用于细胞内膜，分散了电场脉冲的能量，而微秒脉冲则主要作用到细胞膜上产生电穿孔。基于以上情况，重庆大学研究团队提出了采用高压、微秒宽度的窄脉冲与传统的微秒脉冲协同作用（本书将其命名为"多序列组合脉冲"）的新方式以提高细胞的杀伤效果，扩大生物组织的消融范围。多序列组合脉冲波形如图 4.2 所示。

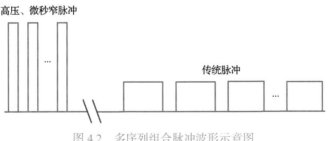

图 4.2　多序列组合脉冲波形示意图

4.3 多序列组合脉冲作用下组织可逆与不可逆电穿孔区域变化规律

多序列组合脉冲作为一种新型的脉冲形式，采用针电极传递时，同样会产生可逆电穿孔区域与不可逆电穿孔区域，因此本节首先介绍多序列组合脉冲和传统不可逆电穿孔脉冲作用下产生的可逆与不可逆电穿孔区域，并根据上述区域范围计算可逆电穿孔与不可逆电穿孔阈值场强。以单层细胞模型模拟二维组织，研究脉冲作用下可逆电穿孔区域与不可逆电穿孔区域的变化规律。首先采用人肝癌细胞系 HePG2 搭建二维肿瘤模拟组织平台，采用荧光染色方法测量脉冲作用下的电穿孔区域与不可逆电穿孔区域(消融区域)。钙黄绿素可以将活细胞染为绿色，PI 正常情况下不能穿透细胞显色但可以通过穿孔的细胞进入内部与 DNA 双链结合显红色，因此可以采用 PI 观测电穿孔范围。研究中采用直径 0.8mm 的空心电极针传递电场脉冲，电极针间距固定为 3mm。图 4.3 为单独施加高压窄脉冲(short high voltage pulses，SHV)、低压宽脉冲(long low voltage pulses，LLV)、先施加高压窄脉冲后施加低压宽脉冲(SHV+LLV)与先施加低压宽脉冲后施加高压窄脉冲(LLV+SHV)的消融面积，即不可逆电穿孔区域面积。先施加高压窄脉冲后施加低压宽脉冲，即多序列组合脉冲时，消融面积达到了 10.79mm^2，与单独施加高压窄脉冲或低压宽脉冲得到的消融面积都具有显著性统计学差异($p<0.001$)，但是先施加低压宽脉冲后施加高压窄脉冲，即反向施加多序列组合脉冲时，消融面积为 8.26mm^2，虽然此消融面积高于单独施加低压宽脉冲的消融面积，但是显著性低于先施加高压窄脉冲后施加低压宽脉冲(多序列组合脉冲)时的消融面积($p<0.001$)。

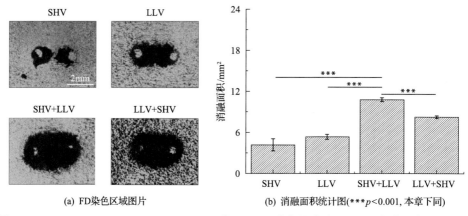

(a) FD染色区域图片 (b) 消融面积统计图(***$p<0.001$, 本章下同)

图 4.3 SHV、LLV、SHV+LLV、LLV+SHV 作用下 FD 染色的消融面积(FD 指荧光素二乙酸酯)

图 4.4 为单独施加高压窄脉冲、低压宽脉冲、先施加高压窄脉冲后施加低压宽脉冲与先施加低压宽脉冲后施加高压窄脉冲作用下的电穿孔区域面积（包含可逆电穿孔区域面积与不可逆电穿孔区域面积），其结果与检测消融区域的结果类似，即先施加高压窄脉冲后施加低压宽脉冲（多序列组合脉冲）时的电穿孔区域面积要显著大于其余三种脉冲产生的电穿孔区域面积（$p < 0.001$）。先施加高压窄脉冲后施加低压宽脉冲时，电穿孔区域面积为 $19.23mm^2$，但是反向施加多序列组合脉冲，即先施加低压宽脉冲后施加高压窄脉冲时，电穿孔区域面积并未增加。

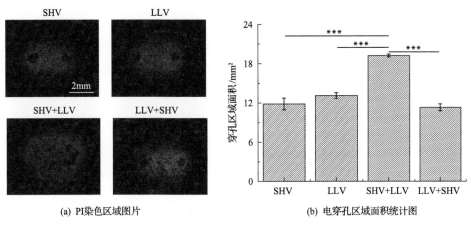

(a) PI 染色区域图片　　　　　(b) 电穿孔区域面积统计图

图 4.4　SHV、LLV、SHV+LLV 与 LLV+SHV 作用下 PI 染色的电穿孔区域

图 4.3 表明多序列组合脉冲能够有效扩大消融面积（不可逆电穿孔区域面积），而图 4.4 表明多序列组合脉冲能够有效扩大电穿孔区域面积（包含可逆电穿孔区域面积与不可逆电穿孔区域面积）。PI 分子直径约为 1.5nm[13]，因而当细胞膜穿孔得到的微孔尺寸小于 1.5nm 时，PI 分子仍然不能进入细胞而呈现出红色。现有研究表明，高压窄脉冲主要在细胞膜表面形成高密度的小尺寸微孔，因而只有单独高压脉冲作用下时，PI 极有可能只能染色部分穿孔尺寸较大的区域。Pakhomov 等[14]在实验中同样也表明，在超短脉冲作用下，由于形成的微孔尺寸较小，PI 分子不能进入已发生电穿孔的细胞而显色，只有在相对脉冲宽度较宽或者脉冲个数较多的情况下，细胞膜微孔尺寸进一步扩大，PI 才能进入细胞，将细胞染上红色荧光。

图 4.4 表明先施加高压窄脉冲后施加低压宽脉冲能扩大 PI 染色的电穿孔区域，但是先施加低压宽脉冲后施加高压窄脉冲不能扩大 PI 染色的电穿孔区域，PI 染色区域的扩大也是多序列组合脉冲增强电穿孔效应的体现。上述 PI 染色的电穿孔区域扩大表明微孔尺寸的进一步扩大，因此 PI 分子才能够进入细胞内部发出荧光，多序列组合脉冲作用下高压窄脉冲能够先产生宽范围的电穿孔区域，随后低压宽脉冲的施加，能够进一步扩大此区域内微孔的尺寸，导致 PI 分子能够进入细胞内部发出荧光，从而扩大了 PI 能够染色的电穿孔区域。

图 4.5 为单独施加低压宽脉冲(第一行)、先施加高压窄脉冲后施加低压宽脉冲(第二行,多序列组合脉冲)与先施加低压宽脉冲后施加高压窄脉冲(第三行,反向多序列组合脉冲)作用下的消融面积。在脉冲处理过程中,高压脉冲宽度固定为 $10\mu s$,电压-针间距比为 $4000V/cm$(即脉冲电压 1200V),脉冲个数为 5 个。分别研究单独施加 10、30、50、70、99 个低压宽脉冲的情况。对于多序列组合脉冲保持其施加的总脉冲个数与单独施加低压脉冲的个数一致。例如,单独施加 50 个低压宽脉冲,与之相匹配的多序列组合脉冲需施加 5 个高压脉冲与 45 个低压脉冲,即施加的总的脉冲个数仍为 50。对于先高压再低压的情形,还增加了一组只施加 5 个高压脉冲的情况。单独施加 10 个低压宽脉冲时,消融面积非常小,仅为 $1.80mm^2$,但是先施加高压窄脉冲后施加低压宽脉冲,即多序列组合脉冲时,消融面积可扩大至 $7.26mm^2$,显著高于单独施加低压宽脉冲时的消融区域;先施加低压宽脉冲后施加高压窄脉冲,即反向多序列组合脉冲时,消融面积为 $6.08mm^2$,小于先施加高压窄脉冲后施加低压宽脉冲时的消融面积。当脉冲个数达到 99 个

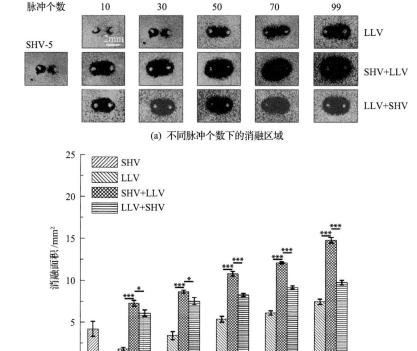

(a) 不同脉冲个数下的消融区域

(b) (a)中消融区域的统计结果

图 4.5 SHV、LLV、SHV+LLV 与 LLV+SHV 作用后的消融面积(不可逆电穿孔区域,$*p<0.05$,本章下同)

时，低压宽脉冲产生的消融面积为 7.46mm^2，而多序列组合脉冲电场施加时的消融面积为 14.94mm^2，显著高于单独施加低压宽脉冲时的消融面积，但是反向施加多序列组合脉冲，即先施加低压宽脉冲后施加高压窄脉冲时的消融面积仅为 9.76mm^2，同样也显著小于多序列组合脉冲作用时的消融面积。随着脉冲个数的增加，三种脉冲作用下的消融面积都在逐渐增加，但多序列组合脉冲作用时产生的消融区域均为最大。

图 4.6 为单独施加低压宽脉冲(第一行，传统不可逆电穿孔脉冲)、先施加高压窄脉冲后施加低压宽脉冲(第二行，多序列组合脉冲)与先施加低压宽脉冲后施加高压窄脉冲(第三行，反向多序列组合脉冲)作用下的电穿孔区域(包含可逆电穿孔区域与不可逆电穿孔区域)。高低压脉冲参数与图 4.5 实验的设置保持一致。从图中可以看出，先施加高压窄脉冲后施加低压宽脉冲，即多序列组合脉冲时产生的电穿孔区域最大，例如，当脉冲个数达到 99 个时，低压宽脉冲产生的电穿孔

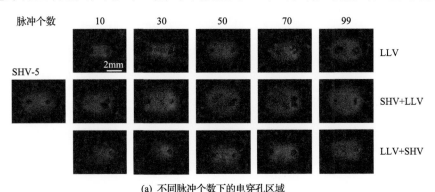

(a) 不同脉冲个数下的电穿孔区域

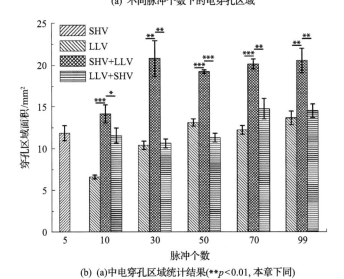

(b) (a)中电穿孔区域统计结果(**$p<0.01$，本章下同)

图 4.6　SHV、LLV、SHV+LLV 与 LLV+SHV 作用下的电穿孔区域面积

区域为 13.66mm^2，而多序列组合脉冲产生的电穿孔区域为 20.56mm^2，要显著高于单独施加低压宽脉冲时的电穿孔区域。但是先施加低压宽脉冲后施加高压窄脉冲时的电穿孔区域仅为 14.49mm^2，同样显著小于先施加高压窄脉冲后施加低压宽脉冲，即多序列组合脉冲时的电穿孔区域。

图 4.7 为单独施加低压宽脉冲、先施加高压窄脉冲后施加低压宽脉冲(多序列组合脉冲)与先施加低压宽脉冲后施加高压窄脉冲(反向多序列组合脉冲)作用下的不可逆电穿孔阈值场强与可逆电穿孔阈值场强，为了保持对比一致性，阈值场

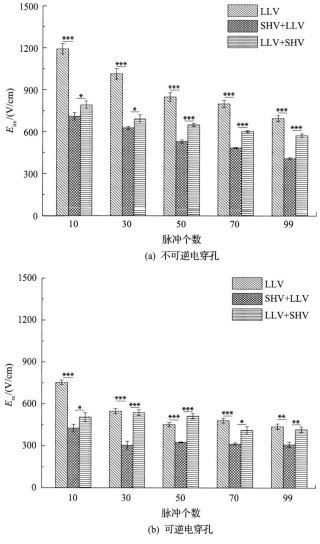

(a) 不可逆电穿孔

(b) 可逆电穿孔

图 4.7　LLV、SHV+LLV 与 LLV+SHV 时不同脉冲个数作用下不可逆电穿孔与可逆电穿孔阈值场强变化

强的计算都是在 1000V/cm 电压比针间距条件下进行的。如图 4.7 所示，先施加高压窄脉冲后施加低压宽脉冲(多序列组合脉冲)的不可逆电穿孔阈值场强、可逆电穿孔阈值场强与其余两种脉冲作用下的阈值场强相比最小，并且随着脉冲个数的增加，不可逆电穿孔阈值场强在逐步减小，但是可逆电穿孔阈值场强趋于饱和。

4.4　多序列组合脉冲增效细胞的实验验证

多序列组合脉冲作为一种新型脉冲，首次在不可逆电穿孔肿瘤消融方法中提出，有望解决大尺寸肿瘤消融不彻底及多针电极带来的治疗复杂性等问题。4.2节分析了多序列组合脉冲消融肿瘤组织的潜在机理，但是多序列组合脉冲能否有效杀死肿瘤细胞，能否在同等剂量或者较低剂量下杀死肿瘤细胞仍需要进一步研究。本节主要介绍多序列组合脉冲肿瘤细胞杀伤效果的实验验证。

4.4.1　多序列组合脉冲细胞杀伤效果的初步验证

重庆大学研制的多序列组合脉冲装置产生的脉冲波形如图 4.8 所示。实验电极采用美国 BTX 电穿孔杯，电极间距为 4mm，如图 4.9 所示。实验中以人卵巢癌 SKOV3 细胞为研究对象，脉冲处理示意图如图 4.10 所示。

不同脉冲参数(表 4.1)作用下细胞的存活率如图 4.11 所示，当单独施加高压窄脉冲时，细胞存活率为 62%，单独施加低压宽脉冲时，细胞存活率为 69%。先施加高压窄脉冲后施加低压宽脉冲(多序列组合脉冲)时发现，细胞的存活率仅为 19%。两种脉冲的协同可有效降低细胞存活率。多序列组合脉冲与单独施加高压窄脉冲或者单独施加低压宽脉冲其存活率都具有显著的统计学差异 ($p < 0.001$)。初步表明多序列组合脉冲能够有效增强细胞杀伤效果。

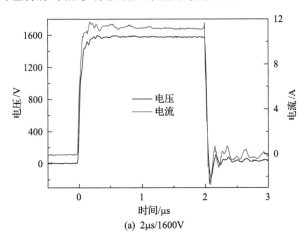

(a) 2μs/1600V

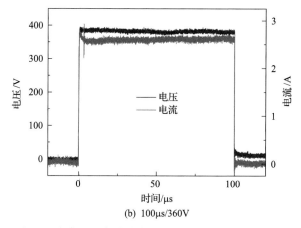

(b) 100μs/360V

图 4.8　多序列组合脉冲中两部分脉冲的实验波形例图

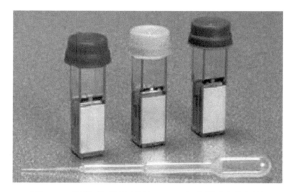

图 4.9　细胞处理采用的 BTX 电穿孔杯示意图

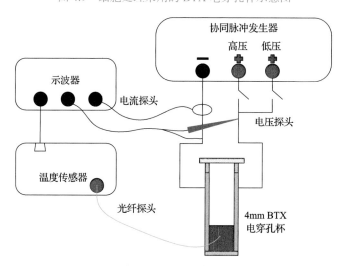

图 4.10　协同增强型脉冲处理示意图

表 4.1 不同脉冲参数作用下的细胞存活率(不同间隔时间)

高压窄脉冲			间隔时间/s	低压宽脉冲			细胞存活率/%
场强/(V/cm)	脉冲宽度/μs	个数		场强/(V/cm)	脉冲宽度/μs	个数	
4000	2	10	—	—	—	—	62±2
—	—	—	—	240	100	60	69±2
4000	2	10	1	240	100	60	19±3
4000	2	10	100	240	100	60	8±3

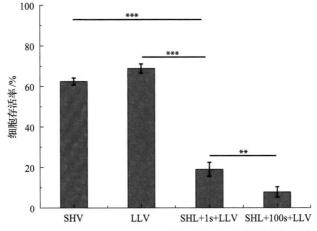

图 4.11 SHV、LLV 与 SHV+LLV 及其不同时间间隔时的细胞存活率

美国欧道明大学 Frank Reidy 生物电学研究中心 Pakhomova 等[15]在研究纳秒级高压短脉冲的生物电学效应时,发现将一组纳秒脉冲分成两次施加,并且两次施加的时间间隔在数十至数百秒时,其细胞膜的通透性可显著增加,细胞的存活率显著降低。重庆大学研究团队同样也研究了不同间隔时间对细胞的杀伤效果,如图 4.11 所示,当高压窄脉冲与低压宽脉冲的施加间隔为 1s 时,存活率为 19%。而当时间间隔延长到 100s 时,存活率降到了 8%,并且也具有显著的统计学差异,表明延长时间间隔能够进一步增强多序列组合脉冲的不可逆电穿孔效应,从而增强肿瘤细胞杀伤效果。

4.4.2 不同场强下多序列组合脉冲的细胞杀伤效果

此外,不同的高低压脉冲场强对细胞杀伤效果的增强效应是需要进一步研究的另一个方面。如表 4.2 和图 4.12 所示,当高压窄脉冲的场强为 3000V/cm 时,细胞存活率为 64%。单独施加低压宽脉冲(600V/cm)时,细胞存活率为 69%,先施加高压窄脉冲后施加低压宽脉冲,即多序列组合脉冲时,细胞存活率为 32%。

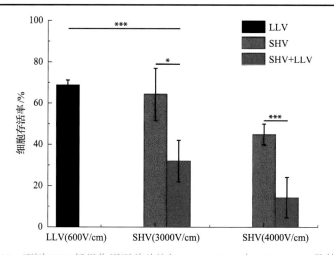

单独施加高压窄脉冲($p<0.05$)、低压宽脉冲($p<0.001$)与多序列组合脉冲相比，细胞杀伤效应具有显著的统计学差异。当高压窄脉冲的场强增加到 4000V/cm 时，细胞存活率为 46%。但是在此脉冲后继续施加低压窄脉冲(多序列组合脉冲)时，细胞存活率为 14%。与单独施加高压窄脉冲($p<0.001$)、低压宽脉冲($p<0.001$)相比，多序列组合脉冲细胞杀伤效应显著增强。因此，提高高压窄脉冲场强能够进一步增强多序列组合脉冲不可逆电穿孔细胞杀伤效应。

表 4.2　不同脉冲参数下的细胞存活率(不同高压窄脉冲幅值)

高压窄脉冲			间隔时间/s	低压宽脉冲			细胞存活率/%
场强/(V/cm)	脉冲宽度/μs	脉冲个数		场强/(V/cm)	脉冲宽度/μs	脉冲个数	
3000	2	20	—	—	—	—	64±13
4000	2	20	—	—	—	—	46±5
—	—	—	—	600	100	60	69±2
3000	2	20	1	600	100	60	32±10
4000	2	20	1	600	100	60	14±4

图 4.12　不同 SHV 场强作用下单独施加 LLV、SHV 与 SHV+LLV 及其不同高压窄脉冲幅值时的细胞存活率

表 4.3 和图 4.13 为多序列组合脉冲随低压宽脉冲场强变化的细胞存活率。从图中可以看出，单独施加低压宽脉冲时，细胞存活率随着场强的增加而逐步降低，当场强为 600V/cm(电压 240V)时，细胞存活率为 69%，当场强增加到 900V/cm 时，细胞存活率为 43%。但是当场强增加到 1200V/cm 时，细胞存活率仅为 8%。表明细胞的杀伤效果与场强并不是呈线性关系。Davalos 等研究前列腺癌细胞(LNCaP Pro 5)的不可逆电穿孔杀伤效应时也发现，细胞的存活率与场强虽然呈反

表 4.3 不同脉冲参数下的细胞存活率(不同低压宽脉冲幅值)

高压窄脉冲			间隔时间/s	低压宽脉冲			细胞存活率/%
场强/(V/cm)	脉冲宽度/μs	脉冲个数		场强/(V/cm)	脉冲宽度/μs	脉冲个数	
4000	2	20	—	—	—	—	46±5
—	—	—	—	600	100	60	69±2
—	—	—	—	900	100	60	43±6
—	—	—	—	1200	100	60	8±1
4000	2	20	1	600	100	60	14±4
4000	2	20	1	900	100	60	5±4
4000	2	20	1	1200	100	60	3±2

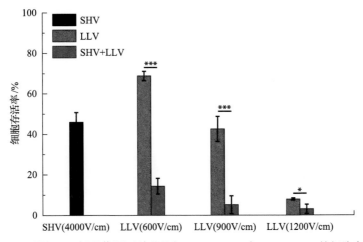

图 4.13 不同 LLV 场强作用下单独施加 SHV、LLV 与 SHV+LLV 的细胞存活率

比例关系,但是并非呈线性关系,而是呈 logistic 式曲线下降。当在低压宽脉冲施加前先施加高压窄脉冲,即多序列组合脉冲时,细胞悬液的存活率显著下降。如图 4.13 所示,当场强为 600V/cm(电压 240V)时,多序列组合脉冲施加后细胞存活率从 69%降低到了 14%。当场强增加到 900V/cm,多序列组合脉冲施加时细胞存活率从 43%降低到了 5%。当场强增加到 1200V/cm 时,多序列组合脉冲施加时细胞存活率从 8%降低到 3%。从图 4.13 中可以看出,多序列组合脉冲能够极大地提高细胞的杀伤效果。尤其是在低场强下,其细胞杀伤的增强效果相对更为显著,在不同场强的低压宽脉冲作用下,多序列组合脉冲对细胞的杀伤效果都具有显著的统计学差异。但是在场强较高时,由于其自身具有一定的细胞杀伤效果,多序列组合脉冲对细胞的杀伤效应相对于低压宽脉冲增强效果较小。从图 4.13 中可以看出,场强为 1200V/cm 的低压宽脉冲作用下,其细胞存活率已降低到了 8%,因

此在低压宽脉冲前施加高压窄脉冲并不能体现出细胞杀伤效果的显著增加。从数据中推测在低压宽脉冲场强较低时，高压窄脉冲与低压宽脉冲具有显著的协同效应，能够极大地增强不可逆电穿孔效果，继而更强地杀死肿瘤细胞。

4.4.3 相同剂量下多序列组合脉冲的细胞杀伤效果

在验证了多序列组合脉冲能够增强细胞杀伤效应后，研究人员进一步研究了在相同脉冲剂量下多序列组合脉冲的增强效应。脉冲剂量采用式(3-1)计算。

研究中采用的各脉冲参数如表 4.4 所示。当低压宽脉冲的场强为 600V/cm 时，多序列组合脉冲的剂量为 2800$V^2 \cdot s/cm^2$。当单独施加低压(600V/cm)宽脉冲(100μs)的个数增加到 78 个时，其脉冲剂量为 2808$V^2 \cdot s/cm^2$，与多序列组合脉冲具有相近的脉冲剂量。如图 4.14 所示，单独施加 78 个低压宽脉冲时，细胞存活率为 63%。与施加 60 个低压宽脉冲相比，其存活率仅降低了 6%，但是施加相同剂量的多序列组合脉冲时，其细胞存活率仅为 14%。当低压宽脉冲的场强为 900V/cm 时，多序列组合脉冲的剂量为 5500$V^2 \cdot s/cm^2$。当单独施加低压宽脉冲的

表 4.4　不同脉冲参数下的细胞存活率(脉冲剂量相同)

高压窄脉冲			间隔时间/s	低压宽脉冲			细胞存活率/%
场强/(V/cm)	脉冲宽度/μs	脉冲个数		场强/(V/cm)	脉冲宽度/μs	脉冲个数	
—	—	—	—	600	100	78	63±2
—	—	—	—	900	100	68	39±10
4000	2	20	1	600	100	60	14±4
4000	2	20	1	900	100	60	5±4

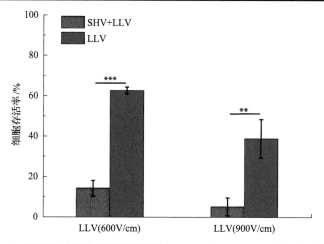

图 4.14　同等脉冲剂量作用下单独施加 LLV 与 SHV+LLV 的细胞存活率

个数增加到 68 个时，其脉冲剂量为 $5508V^2 \cdot s/cm^2$，与多序列组合脉冲也具有相近的脉冲剂量。当单独施加 68 个低压宽脉冲时，细胞存活率为 39%，与施加 60 个低压宽脉冲相比，其存活率也仅降低了 5%，表明少量增加脉冲个数并不能显著提高细胞杀伤效果，但是将此部分的剂量换成高压窄脉冲，即降低脉冲宽度，提高脉冲场强，能够极大地降低细胞存活率。如图 4.14 所示，多序列组合脉冲施加时细胞的存活率仅为 5%，与单独施加相同剂量的低压宽脉冲相比，细胞存活率降低了 87%，表明即使在相同脉冲剂量作用下，多序列组合脉冲也能够极大地降低细胞存活率。

4.4.4　相同脉冲个数下多序列组合脉冲的细胞杀伤效果

在确定了相同脉冲剂量下多序列组合脉冲能够增强细胞杀伤效果后，如果保持总的施加脉冲个数一致，多序列组合脉冲能否仍然增强细胞杀伤效果值得进一步研究。

研究参数及结果如表 4.5 和图 4.15 所示，多序列组合脉冲总的脉冲个数为 80

表 4.5　相同脉冲个数的多序列组合脉冲作用下细胞存活率

高压窄脉冲			间隔时间/s	低压宽脉冲			细胞存活率/%
场强/(V/cm)	脉冲宽度/μs	脉冲个数		场强/(V/cm)	脉冲宽度/μs	脉冲个数	
—	—	—	—	600	100	80	63±2
—	—	—	—	900	100	80	35±2
4000	2	20	1	600	100	60	14±4
4000	2	20	1	900	100	60	5±4

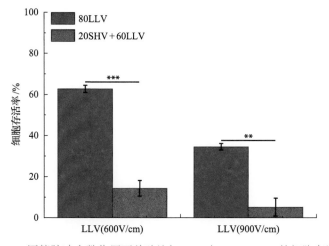

图 4.15　同等脉冲个数作用下单独施加 LLV 与 SHV+LLV 的细胞存活率

个，即高压窄脉冲的脉冲个数为 20 个，低压宽脉冲的脉冲个数为 60 个，当与 80 个低压宽脉冲进行对比时，低压宽脉冲的场强为 600V/cm，低压宽脉冲作用下的细胞存活率为 63%，对应多序列组合脉冲的细胞存活率为 14%。当低压宽脉冲的场强为 900V/cm 时，施加 80 个低压宽脉冲的细胞存活率为 35%，对应多序列组合脉冲作用下的细胞存活率为 5%，与单独施加低压宽脉冲相比，细胞存活率下降了 86%。从图中可以看出，在相同的脉冲个数下，即使多序列组合脉冲剂量较小，多序列组合脉冲仍然能够显著提高细胞杀伤效果。

脉冲的施加顺序也能影响细胞的存活率，选取高压窄脉冲的参数为 4000V/cm、2μs、20 个，低压宽脉冲的参数为 600V/cm 和 900V/cm、100μs、60 个。如图 4.16 所示，施加倒序的多序列组合脉冲并不能像正序多序列组合脉冲那样显著地降低细胞存活率。

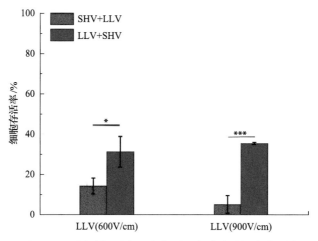

图 4.16　不同施加顺序下多序列组合脉冲的细胞存活率

4.4.5　多序列组合脉冲作用下细胞悬液的温升分析

图 4.17 为多序列组合脉冲作用下细胞悬液的温升变化。随着脉冲个数的增加，细胞悬液温度也在不断升高。80 个脉冲中前 20 个脉冲为高压窄脉冲，从图中可以看出，虽然场强较高，但是脉冲宽度较小，因此引起的温升也较小；后 60 个脉冲为低压宽脉冲，虽然场强较低，但是脉冲宽度较大，相对于高压窄脉冲，引起的温升较高。当低压宽脉冲的场强为 900V/cm 时，多序列组合脉冲结束后最大温升为 0.43℃。当低压宽脉冲的场强为 1200V/cm 时，多序列组合脉冲结束后最大温升为 1.08℃。研究表明，多序列组合脉冲作用下焦耳热会在电极附近产生极小的温升但不足以引起细胞或组织的热损伤，仍然保持了脉冲电场作用的非热特点。

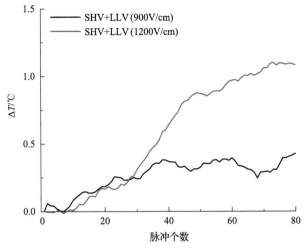

图 4.17　多序列组合脉冲作用下细胞悬液的温升变化

4.5　多序列组合脉冲扩大组织消融面积的实验验证

多序列组合脉冲对细胞悬液杀伤效果的增强作用已经得到充分的验证，然而其在组织层面能否仍表现出如此显著的增强效果还有待进一步验证。研究人员以兔肝脏组织为研究对象，进一步验证了多序列组合脉冲在扩大组织消融面积方面的作用。

4.5.1　多序列组合脉冲扩大兔肝脏组织消融面积的在体实验验证

本节主要介绍多序列组合脉冲扩大组织消融区域的有效性及其消融效果的病理学分析。兔肝脏组织实验如图 4.18(a)所示，电极针中心间距为 5mm，温度传感器用于实时监测脉冲治疗期间的温升变化。图 4.18(b)和(c)为多序列组合脉冲中高压窄脉冲与低压宽脉冲的波形示意图。

表 4.6 和图 4.19 为单独施加高压窄脉冲、低压宽脉冲以及多序列组合脉冲的消融区域及其统计图。单独施加低压宽脉冲时，兔肝脏组织的消融面积为 21.65mm^2，从图 4.19(a)中可以看出，单独施加 240V 的低压宽脉冲时，消融区域仅存在电极针附近，面积较小，高压窄脉冲产生的消融面积能够连接起来，在两种脉冲按序施加后，消融面积显著增加。单独施加 240V 的低压宽脉冲时，兔肝脏组织的消融面积为 7.58mm^2，当多序列组合脉冲施加时(两种脉冲按序施加，低压宽脉冲的电压为 240V)，兔肝脏组织的消融面积为 42.47mm^2。多序列组合脉冲与单独施加高压窄脉冲、低压宽脉冲相比，都具有显著的统计学差异。当低压宽脉冲的电压增加到 360V 时，单独施加低压宽脉冲的消融面积为 23.85mm^2，多序

列组合脉冲施加后(低压宽脉冲的电压为 360V),其消融面积为 50.70mm²。当低压宽脉冲的电压进一步增加到 480V 时,单独施加低压宽脉冲的消融面积为 59.82mm²,多序列组合脉冲施加后(低压宽脉冲的电压为 480V),其消融面积为 86.00mm²。从图中可以看出,随着电压的增加,兔肝脏组织的消融面积也增加。在 240~480V 的低压宽脉冲作用下,多序列组合脉冲都能够显著增加兔肝脏消融面积。

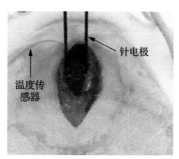

(a) 兔肝脏组织实验

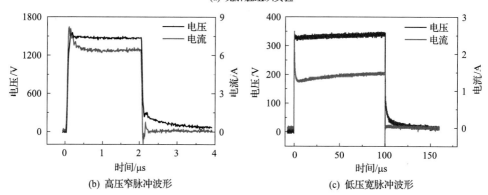

(b) 高压窄脉冲波形   (c) 低压宽脉冲波形

图 4.18 多序列组合脉冲兔肝脏实验图及其两部分脉冲的实验波形

表 4.6 不同参数下兔肝脏组织消融面积(不同低压宽脉冲幅值)

高压窄脉冲			低压宽脉冲			消融面积/mm²
电压/V	脉冲宽度/μs	脉冲个数	电压/V	脉冲宽度/μs	脉冲个数	
1600	2	20	—	—	—	21.65±4.06
—	—	—	240	100	60	7.58±3.71
—	—	—	360	100	60	23.85±0.22
—	—	—	480	100	60	59.82±8.04
1600	2	20	240	100	60	42.47±9.74
1600	2	20	360	100	60	50.70±8.04
1600	2	20	480	100	60	86.00±8.51

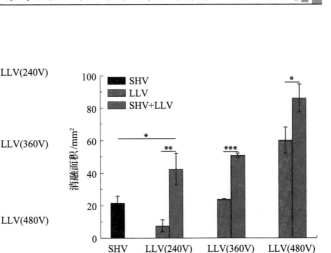

(a) 取样后消融区域照片　　　　　　　(b) 消融面积统计

图 4.19　单独施加高压窄脉冲、不同电压的低压宽脉冲与多序列组合脉冲的消融面积

图 4.20 为单独施加高压窄脉冲、不同场强的低压宽脉冲与多序列组合脉冲下正常区域、消融边界区域及消融区域的放大图。从最左边的大切片中可以看出，多序列组合脉冲能够有效地扩大消融区域。在处理区域，可以看出，多序列组合脉冲与低压宽脉冲处理时细胞的形态都完全被破坏，并且也存在一定的细胞碎片，但是消融区域内的血管和胆管的形态结构仍然完整。表明多序列组合脉冲仍具有不可逆电穿孔方法的优势，即不损伤靶向区域的管状结构。

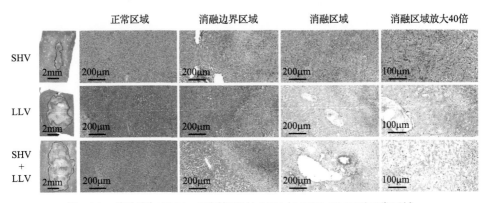

图 4.20　单独施加 SHV、不同场强的 LLV 与 SHV+LLV 下正常区域、
消融边界区域、消融区域及其放大图

4.5.2　相同脉冲个数下多序列组合脉冲扩大兔肝脏组织消融面积的实验验证

表 4.7 和图 4.21 为相同脉冲个数下不同电压的低压宽脉冲与多序列组合脉冲的消融面积。当单独施加 80 个 240V 低压宽脉冲时，脉冲剂量为 $460.8V^2 \cdot s/cm^2$，

兔肝脏组织的消融面积为 14.20mm^2，与 60 个低压宽脉冲相比，脉冲剂量增加了 33.3%，消融面积增加了 87.3%。但是在 60 个低压宽脉冲前，先施加 20 个高压窄脉冲，即多序列组合脉冲时，脉冲剂量增加了 29.6%，其消融面积为 42.47mm^2，与 60 个低压宽脉冲相比，消融面积增加了 460.3%。在 240V 的低压宽脉冲作用下，仅增加脉冲个数也能够有效地增加消融面积，但是多序列组合脉冲在增加的脉冲剂量相似的前提下，能够显著地增加组织消融面积。

表 4.7　不同参数下兔肝脏组织消融面积（相同脉冲个数）

高压窄脉冲			间隔时间/s	低压宽脉冲			消融面积/mm^2
电压/V	脉冲宽度/μs	脉冲个数		电压/V	脉冲宽度/μs	脉冲个数	
—	—	—	—	240	100	80	14.20±3.71
—	—	—	—	360	100	80	28.82±0.22
—	—	—	—	480	100	80	60.45±8.04
1600	2	20	1	240	100	60	42.47±9.74
1600	2	20	1	360	100	60	50.70±8.04
1600	2	20	1	480	100	60	86.00±8.51

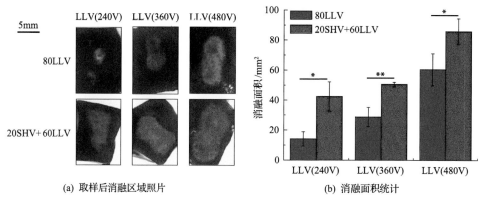

(a) 取样后消融区域照片　　　　　　　　(b) 消融面积统计

图 4.21　相同脉冲个数下单独施加不同电压的 LLV 与 SHV+LLV 的消融面积

单独施加 80 个 360V 低压宽脉冲时，脉冲剂量为 1036.8V^2·s/cm^2，兔肝脏组织消融面积为 28.82mm^2，与 60 个低压宽脉冲相比，脉冲剂量增加了 33.3%，但是消融面积仅增加了 20.8%。当多序列组合脉冲施加时（低压宽脉冲的电压为 360V），脉冲剂量仅增加了 13.2%，其消融面积为 50.70mm^2，与 60 个低压宽脉冲相比，消融面积增加了 112.6%。在 360V 的低压宽脉冲作用下，增加脉冲个数虽然提高了注入脉冲剂量，但是增加的消融面积较少，多序列组合脉冲在增加较少脉冲剂量的条件下，能够有效地扩大兔肝脏组织的消融面积。

单独施加 80 个 480V 低压宽脉冲时，脉冲剂量为 1843.2V^2·s/cm^2，兔肝脏组织的消融面积为 60.45mm^2，与 60 个低压宽脉冲相比，脉冲剂量增加了 33.3%，但是消融面积仅增加了 1.1%，并且无显著的统计学差异。从图 4.21 中可以看出，增加脉冲电压能够有效地增加消融面积，在低压宽脉冲电压较低时，增加脉冲个数可显著扩大消融面积，但是随着电压的提高，增加脉冲个数的效果逐渐减弱。当低压宽脉冲电压为 240V 时，增加脉冲个数后，消融面积增加了 87.3%，但是低压宽脉冲电压为 480V 时，增加脉冲个数后，消融面积仅增加了 1.1%，没有显著性统计学差异。然而，在 60 个 480V 的低压宽脉冲作用前，先施加 20 个高压窄脉冲，虽然脉冲剂量仅增加了 7.4%，但是消融面积扩大到 86.00mm^2，增加了 43.8%。与 80 个 480V 的低压宽脉冲相比，即使脉冲剂量少了 19.4%，但是仍然能够有效扩大消融面积。

4.5.3　多序列组合脉冲与临床常用脉冲参数作用下的消融面积对比

目前临床中不可逆电穿孔肿瘤治疗所采用的参数为 1000V/cm 以上的电压-针间距比，脉冲宽度为 100μs，共 90 个脉冲。在研究多序列组合脉冲时，研究人员以电压为 500V、脉冲宽度为 100μs 的 90 个脉冲作为临床常用脉冲与多序列组合脉冲作用下的消融效果进行对比，多序列组合脉冲的参数如下：电压为 1600V、脉冲宽度为 2μs 的 20 个高压窄脉冲和电压为 480V、脉冲宽度为 100μs 的 60 个低压宽脉冲。如图 4.22 所示，临床不可逆电穿孔参数的脉冲剂量为 2250V$^2 \cdot$s/cm^2，消融面积为 61.78mm^2，多序列组合脉冲的剂量为 1484.8V$^2 \cdot$s/cm^2，其脉冲剂量小于临床参数，但是消融面积达到了 85.99mm^2，相比于临床脉冲参数产生的消融面积增加了 39.2%，且具有显著性差异。

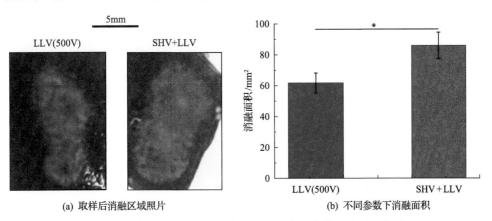

(a) 取样后消融区域照片　　　　(b) 不同参数下消融面积

图 4.22　多序列组合脉冲与临床不可逆电穿孔参数的消融面积对比

4.5.4　多序列组合脉冲施加顺序及脉冲间隔对消融面积的影响

在多序列组合脉冲增加细胞杀伤效果的研究中发现，多序列组合脉冲施加顺序和脉冲间隔会影响细胞的存活率，然而，其对组织消融面积的影响仍需要进一步的研究。为此，研究人员开展了多序列组合脉冲的组织消融实验。研究中高压窄脉冲为 1600V、2μs、20 个，低压宽脉冲为 480V、100μs、60 个。如图 4.23 所示，先施加高压窄脉冲后施加低压宽脉冲时，产生的消融面积为 50.70mm^2，但是先施加低压宽脉冲后施加高压窄脉冲时，产生的消融面积为 24.48mm^2，正序多序列组合脉冲的消融面积比倒序多序列组合脉冲的消融面积增加了 107.1%，并且具有统计学差异。而施加 80 个低压宽脉冲产生的消融面积为 28.82mm^2，表明倒序施加多序列组合脉冲不能有效地扩大消融面积。与细胞杀伤实验得出的结论保持一致；另外，从图中可以看出，当高压窄脉冲与施加低压宽脉冲的时间间隔从 1s 增加到 100s 时，其消融面积增加到 67.03mm^2，与时间间隔 1s 的多序列组合脉冲相比，消融面积增加了 32.2%，具有显著性差异。

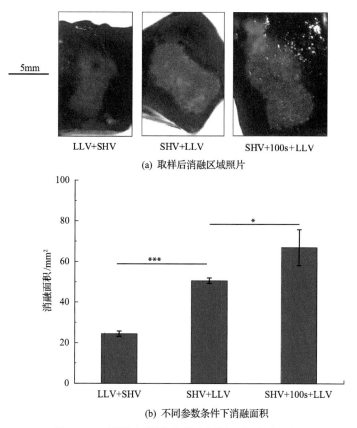

(a) 取样后消融区域照片

(b) 不同参数条件下消融面积

图 4.23　不同施加顺序及脉冲间隔下的消融面积

4.5.5　多序列组合脉冲的阈值场强及其温升分析

此外，多序列组合脉冲作用下的组织消融阈值场强及温度变化可以采用多物理场仿真软件分析计算得到。图 4.24 表明，单独施加 60 个低压宽脉冲时，其消融阈值场强为 $(403\pm100)\,\mathrm{V/cm}$，当低压宽脉冲的个数增加到 80 个时，消融阈值场强下降到 $(354\pm56)\,\mathrm{V/cm}$，并无显著性差异，说明将脉冲个数从 60 个提高到 80 个时阈值场强虽然降低但是无统计学差异。当采用多序列组合脉冲时，消融阈值场强降低为 $(203\pm28)\,\mathrm{V/cm}$，与 80 个低压宽脉冲相比，具有显著的统计学差异。

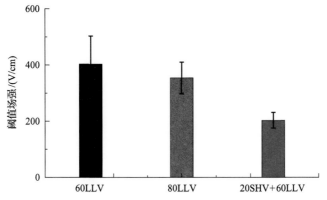

图 4.24　低压宽脉冲作用下与多序列组合脉冲作用下的阈值场强

图 4.25 为多序列组合脉冲作用后仿真得到的温度分布图，电极针附近由于焦耳热的作用使得该区域温度最高，可达到 42℃，离电极针越远，温度越低。在生物组织中，该温度持续 1～2min 不会造成组织热损伤，表明多序列组合脉冲主要通过电学方式消融组织，可有效避免热损伤。

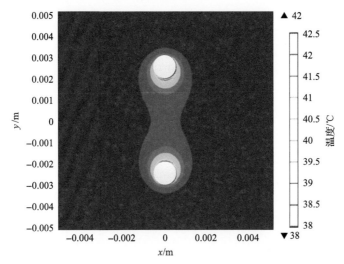

图 4.25　多序列组合脉冲作用后温度分布图

图 4.26 为多序列组合脉冲作用下采用光纤传感器测量得到的温升变化图，温

升传感器的光纤探针放置在两针中间，从图中可以看出，随着脉冲个数的增加，温度不断上升，脉冲结束后，温度仅上升了 0.33℃。表明多序列组合脉冲能够引起较小的组织温升，且低于仿真预测结果。仿真模型中是采用修正的占空比，即没有考虑散热的情况；另外，由于兔肝脏组织是储血组织，内部含有大量的血管和血窦，血液的循环也会带走热量，因此实验过程中测出的温度比仿真中得出的温度低。

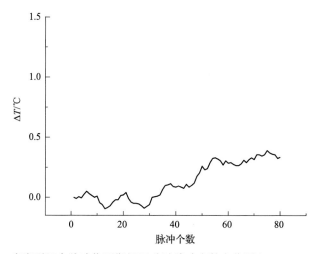

图 4.26　多序列组合脉冲作用期间温升随脉冲个数变化图（SHV+LLV（480V））

4.5.6　多序列组合脉冲有效扩大消融面积的讨论分析

上述实验结果从各角度证明了多序列组合脉冲能够显著地扩大组织消融面积，但是其作用机理仍需进一步的研究。在电场脉冲作用下，一般认为当细胞膜跨膜电位达到一定阈值时，细胞发生电穿孔，当电脉冲进一步作用时，细胞膜会发生不可恢复的破坏，导致细胞死亡。由 4.1 节可知，虽然电场脉冲仍能够产生较大的可逆电穿孔区域，但是当脉冲撤去后，可逆电穿孔区域恢复，导致一部分能量浪费。在不可逆电穿孔治疗消融肿瘤组织的过程中，一般采用针电极向靶向脉冲注入脉冲，而脉冲在靶向区域产生的电场分布呈辐射状，仅超过消融阈值场强部分的组织才能够被完全消融。阈值场强也与脉冲宽度有关，细胞膜的充电时间常数为数百纳秒到 1μs，一般认为当脉冲宽度达到 3～5 倍充电时间常数时，充电基本完成，因此选择 2μs 作为高压窄脉冲的脉冲宽度。施加高压窄脉冲时，靶向组织中超过可逆电穿孔阈值场强较大，但是由于脉冲宽度短，在组织中细胞膜上产生的尺寸较小，极易恢复，实际产生的不可逆电穿孔较小。当低压宽脉冲作用时，电穿孔的区域相对较小，但是由于脉冲较宽，能够在细胞膜上产生较大尺寸的微孔，可在脉冲撤去后导致微孔不能够恢复，能够将大部分的可逆电穿孔区域转变为不可逆电穿孔区域。施加多序列组合脉冲，即高压窄脉冲与低压宽脉冲按序施加时，能够产生较强的协同效应，从而提高不可逆电穿孔细胞杀伤效应并有效扩大生物组织消融面积。高压窄脉冲由于其高电压的特性，在生物组织中产生宽范围的可逆电穿孔区域，而低压宽脉冲将由于其脉冲宽度宽的特性，将大部分可逆电穿孔的区域转变为不可逆电穿孔区域，从而有效扩大不可逆电穿孔区域，即消融面积。

同时，研究人员还发现多序列组合脉冲产生不可逆电穿孔区域的效率显著高于单独施加同等数量的低压宽脉冲，图 4.27 为单位脉冲剂量下 80 个低压宽脉冲与多序列组合脉冲作用下产生的消融面积，从图中可以看出多序列组合脉冲的不可逆电穿孔效率显著高于低压宽脉冲。

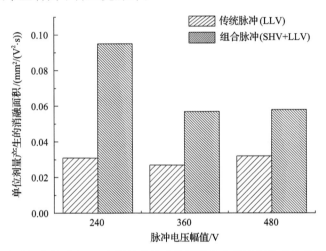

图 4.27　多序列组合脉冲与 80 个低压宽脉冲作用下单位脉冲剂量产生的消融面积对比

4.6　多序列组合脉冲肿瘤组织消融的安全有效性分析

上述实验表明多序列组合脉冲能够有效提高不可逆电穿孔效率，从而显著扩大肝脏组织消融面积，本节以荷瘤小鼠为实验对象，论证多序列组合脉冲消融在体肿瘤组织中的安全有效性。

实验裸鼠在接种肿瘤细胞后 7 天陆续出现皮下肿瘤。如图 4.28 和图 4.29 所示，多序列组合脉冲电场处理前，裸鼠的肿瘤起始体积为 82.45mm^3，脉冲处理后 3 天，处理区域出现结痂，而且肿瘤体积明显地减小到 28.32mm^3，降低了 65.65%，10 天后，部分区域仍残留疤痕，但是肿瘤体积降低到 16.18mm^3，表明多序列组合脉冲能够有效抑制肿瘤的生长。

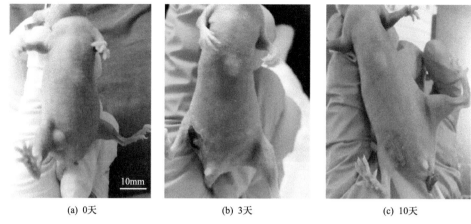

(a) 0天   (b) 3天   (c) 10天

图 4.28   多序列组合脉冲作用后裸鼠肿瘤组织 0 天、3 天与 10 天后的消融情况

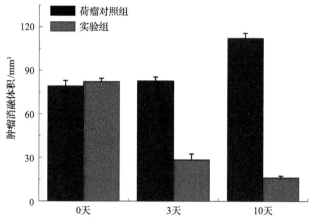

图 4.29   各荷瘤组裸鼠皮下肿瘤体积随时间的变化

图 4.30 为多序列组合脉冲处理后肿瘤组织的 HE 染色病理切片图,如图所示,消融区域内的肿瘤细胞已无完整的形态结构，表明多序列组合脉冲电场能够

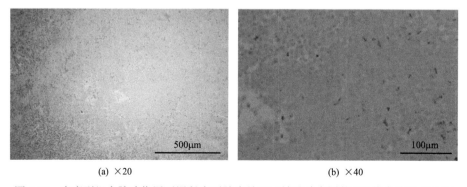

(a) ×20   (b) ×40

图 4.30   多序列组合脉冲作用下裸鼠皮下肿瘤处理区域及放大图的 HE 染色病理切片图

安全有效地消融在体肿瘤组织。图 4.31 中的生存曲线表明多序列组合脉冲治疗过后的实验组小鼠，与荷瘤对照组小鼠相比，生存周期显著延长。

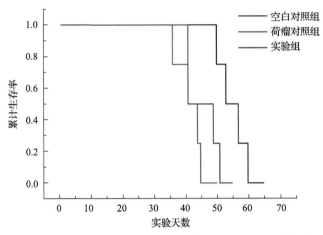

图 4.31　空白对照组、荷瘤对照组与实验组裸鼠生存曲线

4.7　本章小结

多序列组合脉冲与传统不可逆电穿孔脉冲相比，不仅能够产生显著增加的电穿孔区域，同样也能够产生更大的不可逆电穿孔区域，即消融区域。宽范围电穿孔区域是扩大消融区域的必要条件。与传统不可逆电穿孔脉冲对比，多序列组合脉冲具有更强的细胞杀伤效果。单位脉冲剂量下，多序列组合脉冲具有更高的组织消融效率，并且消融阈值场强也显著低于传统不可逆电穿孔脉冲。脉冲治疗荷瘤小鼠时发现多序列组合脉冲能够消融在体肿瘤组织，且小鼠的正常生理活动未受影响，论证了多序列组合脉冲在体肿瘤消融的安全性及有效性，为进一步推进多序列组合脉冲临床试验奠定了重要基础。

参 考 文 献

[1] Cheung W, Kavnoudias H, Roberts S, et al. Irreversible electroporation for unresectable hepatocellular carcinoma: Initial experience and review of safety and outcomes[J]. Technology in Cancer Research & Treatment, 2013, 12(3): 233-241.

[2] Silk M T, Wimmer T, Lee K S, et al. Percutaneous ablation of peribiliary tumors with irreversible electroporation[J]. Journal of Vascular and Interventional Radiology, 2014, 25(1): 112-118.

[3] Thomson K R, Cheung W, Ellis S J, et al. Investigation of the safety of irreversible electroporation in humans[J]. Journal of Vascular and Interventional Radiology, 2011, 22(5):

611-621.

[4] Meijerink M R, Scheffer H J, Meijer S, et al. Irreversible electroporation for nonthermal tumor ablation in the clinical setting: A systematic review of safety and efficacy[J]. Journal of Vascular and Interventional Radiology, 2014, 25(7): 997-1011.

[5] Faroja M, Ahmed M, Appelbaum L, et al. Irreversible electroporation ablation: Is all the damage nonthermal?[J]. Radiology, 2013, 266(2): 462-470.

[6] Sánchez-Velázquez P, Castellví Q, Villanueva A, et al. Irreversible electroporation of the liver: Is there a safe limit to the ablation volume?[J]. Scientific Reports, 2016, 6(1): 1-7.

[7] Cannon R, Ellis S, Hayes D, et al. Safety and early efficacy of irreversible electroporation for hepatic tumors in proximity to vital structures[J]. Journal of Surgical Oncology, 2013, 107(5): 544-549.

[8] Žgalin M K, Hodžić D, Reberšek M, et al. Combination of microsecond and nanosecond pulsed electric field treatments for inactivation of escherichia coli in water samples[J]. The Journal of Membrane Biology, 2012, 245(10): 643-650.

[9] Guo S, Jackson D L, Burcus N I, et al. Gene electrotransfer enhanced by nanosecond pulsed electric fields[J]. Molecular Therapy-Methods & Clinical Development, 2014, 1: 14043.

[10] Scarlett S S, White J A, Blackmore P F, et al. Regulation of intracellular calcium concentration by nanosecond pulsed electric fields[J]. Biochimica ct Biophysica Acta(BBA)—Biomembranes, 2009, 1788(5): 1168-1175.

[11] Pakhomova O N, Gregory B W, Semenov I, et al. Two modes of cell death caused by exposure to nanosecond pulsed electric field[J]. PLoS ONE, 2013, 8(7): e70278.

[12] Gowrishankar T R, Esser A T, Vasilkoski Z, et al. Microdosimetry for conventional and supra-electroporation in cells with organelles[J]. Biochemical and Biophysical Research Communications, 2006, 341(4): 1266-1276.

[13] Bowman A M, Nesin O M, Pakhomova O N, et al. Analysis of plasma membrane integrity by fluorescent detection of Tl(+) uptake[J]. The Journal of Membrane Biology, 2010, 236(1): 15-26.

[14] Pakhomov A G, Gianulis E, Vernier P T, et al. Multiple nanosecond electric pulses increase the number but not the size of long-lived nanopores in the cell membrane[J]. Biochimica et Biophysica Acta (BBA)—Biomembranes, 2015, 1848(4): 958-966.

[15] Pakhomova O N, Gregory B W, Khorokhorina V A, et al. Electroporation-induced electrosensitization[J]. PLoS ONE, 2011, 6(2): e17100.

第5章　新型脉冲肿瘤消融的治疗计划
及疗效评估策略

5.1　引　言

随着新型脉冲形式的引入，脉冲参数变得更加多样化，研究不同脉冲参数下的细胞/组织电穿孔动态过程对优化治疗脉冲参数、制定最优治疗计划意义重大。此外，与传统不可逆电穿孔一样，确立动态的消融效果判据以及在治疗过程中实时评估治疗效果是推进脉冲电场肿瘤消融技术的临床应用所需要解决的重要技术难题。本章首先明确研究高频双极性脉冲作用下组织电气特性动态变化的必要性和探究脉冲电场消融疗效实时评估的重要意义，随后分别就这两方面展开的研究进行较为详细的描述。

5.2　新型脉冲不可逆电穿孔临床应用中的关键问题

虽然新型脉冲不可逆电穿孔肿瘤消融技术在临床研究中取得了令人振奋的治疗效果，但由于其脉冲形式的改变，其引起的脉冲处理过程中组织电气特性动态变化与传统不可逆电穿孔脉冲有所区别，进而影响组织内部的电场分布，导致最终疗效的差异，因此新型脉冲电场消融肿瘤的治疗参数需要根据其特定的响应特性确定，将区别于传统不可逆电穿孔脉冲；除此之外，依赖医学影像的疗效评估手段存在一定的时间滞后性，目前还难以实现治疗后的即刻评估，需要寻求一种能够在治疗过程中即刻评估消融效果的新型手段。以上问题的解决将极大地促进新一代不可逆电穿孔消融肿瘤的临床应用[1]。以下将以高频双极性脉冲不可逆电穿孔脉冲为例进行进一步说明。

5.2.1　高频双极性脉冲不可逆电穿孔消融肿瘤的治疗参数选择

脉冲电场消融肿瘤治疗脉冲参数的选择，即治疗计划，目前主要依赖于脉冲电场作用下组织内部电场分布的有限元仿真计算。组织介电性能在脉冲电场作用过程中的动态变化会直接影响组织内部电场的传播与分布，从而影响数值计算得到的消融效果，因此对于不同形式的脉冲电场作用下组织介电性能动态变化的理解成为治疗前预测消融范围进而确定最佳治疗脉冲参数的关键。在可逆电穿孔电化学疗法以及传统不可逆电穿孔组织消融应用方面，研究人员主要研究了组织电导率对电场分布的影响，并且分析了不同电场下的电导率变化，发现不同组织的电导率随场强的变化曲线均有所差异。电导率随电场变化曲线已经成为可逆电穿孔电化学疗法以及不可逆电穿孔组织消融治疗前治疗计划制定的核心环节。

Bhonsle 等[2]的研究表明，高频双极性脉冲引起的组织阻抗变化不及传统不可逆电穿孔脉冲引起的组织阻抗变化大。Sano 以及重庆大学团队等[3-5]采用高频双极性脉冲杀伤细胞、消融组织时发现，高频双极性脉冲的消融阈值场强比传统不可逆电穿孔脉冲消融阈值场强高，并且消融阈值场强与脉冲宽度相关。因此可以看出，高频双极性脉冲作用下组织介电性能的动态变化已经与传统不可逆电穿孔脉冲作用下有所区别，从而导致以上差异性现象，因而高频双极性脉冲下组织介电特性动态变化的研究具有重要意义，可为新型脉冲的不可逆电穿孔组织消融治疗计划的制定奠定前期基础。

5.2.2 脉冲电场组织消融的疗效即刻评估

传统不可逆电穿孔脉冲治疗计划对于脉冲个数的确定一直缺乏充足的理论依据，并且实际治疗过程中组织特性复杂多变，为最佳脉冲个数的确定增加了难度。Dunki-Jacobs 等[6]在临床研究中指出，随着脉冲个数的增加，穿孔过程趋于稳定。因此，治疗过程中如何根据即刻的消融状态确定所需施加的脉冲个数显得尤为重要。目前对于不可逆电穿孔脉冲治疗后的消融效果评估主要通过医学成像手段，包括核磁共振成像（MRI）、计算机断层扫描（CT）以及超声（ultrasound，US）[7,8]。然而，这些检测手段均需要在手术完全结束后数天甚至数周，方可进行较为全面的成像评估。因此，需要探索一种新的在手术过程中即可量化消融区域的方法以便确定是否达到预期消融程度从而停止施加脉冲。

不可逆电穿孔通过破坏细胞膜的完整性导致细胞死亡和组织消融，而细胞膜完整性的破坏将会直接导致细胞电气性能的改变，宏观则表现为组织电气特性的变化，因而有望通过检测治疗过程中细胞或者组织电气特性的变化以实现在术中对治疗效果的即刻评估[9]。

5.3 脉冲电场作用下的组织电导率动态变化模型

5.3.1 高频双极性脉冲作用下生物组织电导率动态变化

对不同脉冲参数的高频双极性脉冲作用下生物组织介电性能的变化规律研究发现，不同脉冲宽度的高频双极性脉冲作用下生物组织直流电导率变化最为显著且具有一定的规律性，脉冲宽度越宽引起的组织直流电导率变化越显著[10]。

脉冲电场在生物组织内部的传播与分布规律直接影响最终的组织消融效果，

因此治疗前能否准确预测电场分布成为不可逆电穿孔肿瘤消融成功与否的关键。在利用有限元法计算组织内部电场分布时，组织内部的介电参数分布是影响电场分布的关键因素。现有研究发现脉冲处理过程中主要是生物组织电导率的变化影响电场分布，同时电场分布的变化会引起组织电导率的变化，二者相互耦合影响，最终达到动态平衡。为了能够准确地预测组织内部电场分布，需要深入研究电导率随电场变化的规律。高频双极性脉冲作为一种新型脉冲形式，由于其频谱含量与传统不可逆电穿孔脉冲不同，其引起的生物组织内部电气特性变化也与传统不可逆电穿孔脉冲存在差别，其作用下组织电导率动态变化的研究对治疗前预测消融效果并确定最佳治疗参数具有重要意义。

以新西兰大白兔肝脏组织为实验对象，Zhao 等[11]研究了高频双极性脉冲作用下组织电导率动态变化。实验采用的脉冲参数如表 5.1 所示。

表 5.1　传统不可逆电穿孔脉冲与高频双极性脉冲实验参数

脉冲类型	脉冲宽度/μs	脉冲电压/V	串内脉冲数	脉冲(串)个数
传统不可逆电穿孔脉冲	100	800	—	90
	100	1000	—	90
	100	1250	—	90
	100	1500	—	90
高频双极性脉冲	5-2-5	1000	20	90
	5-2-5	1250	20	90
	5-2-5	1500	20	90
	5-2-5	1750	20	90
	5-2-5	2000	20	90
	10-2-10	1000	10	90
	10-2-10	1250	10	90
	10-2-10	1500	10	90
	10-2-10	1750	10	90
	10-2-10	2000	10	90

为了获得兔肝脏组织在不同脉冲电场作用下的电导率动态变化规律，研究中建立了兔肝脏组织的数值仿真模型，按照实际实验情况布置电极针，采用实测电压作为仿真刺激源，通过参数扫描变换电导率动态模型得到不同的仿真响应电流，利用仿真电流与实测电流的匹配获得相应的电导率动态变化规律，建立动态电导率模型，并对比基于该模型计算得到的消融范围与组织染色切片获得的消融范围之间的吻合程度。

仿真模型中假设外部无电磁场干扰，两针形成的电场分布按照准静态电场求解，按照实际实验情况设定相应边界条件，运用有限元数值算法求解组织空间内部电场分布。

计算过程中，采用 Heaviside 函数描述电导率与场强之间的相互关系，函数表达式如下：

$$\sigma(|\boldsymbol{E}|) = \sigma_0(1 + A \cdot \text{flc2hs}(|\boldsymbol{E}| - E_{\text{del}}, E_{\text{range}})) \qquad (5\text{-}1)$$

式中，flc2hs 为 Heaviside 函数；σ_0 为组织初始电导率，即脉冲处理前组织电导率，不同脉冲下的组织初始电导率参照表 5.2；$|\boldsymbol{E}|$ 为组织内部电场幅值；A 为电穿孔后组织电导率增长因子[11]；E_{del}、E_{range} 分别为 Heaviside 函数过渡区域的中心位置和过渡区域范围，如图 5.1 所示。Heaviside 函数取值范围为 0~1，因而电穿孔过程中组织电导率由电穿孔导致的变化范围为 $\sigma_0 \sim \sigma_0(1 + A)$。

表 5.2 电导率模型中参数值

脉冲宽度/μs	E_{del} /(V/cm)	E_{range} /(V/cm)	A
5	1200	350	0.9
10	1150	300	1.05
100	700	150	1.8

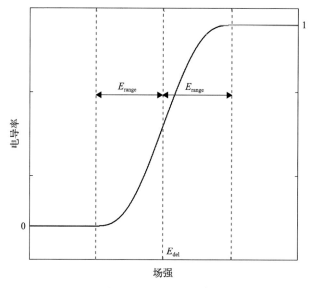

图 5.1 Heaviside 函数

现有的研究将不可逆电穿孔应用中多脉冲的累积作用对电导率的影响简化为焦耳热导致的电导率上升，即第一个脉冲期间的电流增加主要由细胞膜穿孔导致，随后脉冲的施加过程中电流的增加主要由焦耳热引起的温升导致[12]。因此，为了研究电导率随电场的变化关系，模型中仅采用第一个脉冲或者脉冲串的电压、电流数据获得模型中的未知参数 A、E_{del}、E_{range}。然而，为了获得最终的电场分布，确定不可逆电穿孔消融阈值场强，则需要考虑局部温度升高对电导率的影响，故采用式(5-2)计算最后一个脉冲作用后的电场分布：

$$\sigma(|\boldsymbol{E}|,T) = \sigma(|\boldsymbol{E}|) + \sigma(T)$$
$$= \sigma_0\left(1 + A \cdot \text{flc2hs}(|\boldsymbol{E}| - E_{del}, E_{range}) + \alpha(T - T_0)\right) \tag{5-2}$$

式中，T 为组织温度；T_0 为组织处理前的初始温度，仿真计算中设置为 310.15K（37℃）；α 为温度升高对电导率的影响系数，肝脏中该参数设置为 2%/℃[13]。

组织内部的瞬时温度通过 Pennes 生物传热方程计算得到[14]。电导率动态变化表达式(5-2)中，A、E_{del} 和 E_{range} 仍需要根据实验数据进行进一步的确定。对以上三个量进行参数扫描，对电极表面法向电流进行积分得到模型电流值，并与实验测量得到的第一个脉冲或者脉冲串数据进行比较，以模型计算得到的电流值与实验测量得到的电流值最佳匹配原则确定 A、E_{del} 和 E_{range} 的值，得到的结果如表 5.2 所示。得到的电导率随电场变化曲线如图 5.2 所示。从图中可以看出，E_{del} 作为过渡区域的中点随着脉冲宽度的增加而降低，E_{range} 决定了过渡区域的范围，随着脉冲宽度的增加同样呈现出减小的趋势，参数 A 则量化了穿孔后组织电导率相对于穿孔前组织电导率的变化。实际上电导率在脉冲处理前后的变化程度也侧面反映了脉冲在细胞层面的穿孔过程，穿孔程度越大引起的电导率变化相应越大。因此，参数 A 反映了脉冲宽度越宽引起的细胞穿孔程度相应越大。Ibey 等[15]的研究也表明单极性的宽脉冲引起的细胞穿孔数目以及尺寸均大于脉冲宽度较窄的双极性脉冲。组织层面，Bhonsle 等[2]研究表明高频双极性脉冲作用引起的阻抗变化程度小于传统不可逆电穿孔脉冲作用引起的阻抗变化，该研究结果同样表明了高频双极性脉

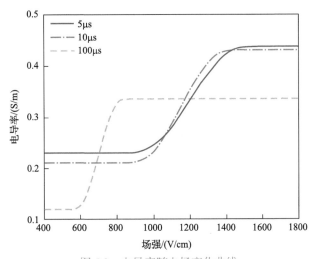

图 5.2　电导率随电场变化曲线

冲处理后的电导率变化程度小于传统不可逆电穿孔脉冲作用引起的电导率变化程度。结果同样还说明，对于高频双极性脉冲，脉冲宽度越低其引起的电导率变化程度越小。这种差异的原因可能与脉冲的频率含量相关，脉冲宽度越窄其对应的主频越高，越不利于细胞膜两侧电荷累积形成较高跨膜电位，从而不利于穿孔的进行。所以脉冲宽度越窄其穿孔效率越低，引起的电导率变化越小。

图 5.3 为实验测量电流与模型计算电流的对比，并给出了每一组的确定系数 R^2 值，可以看出，模型计算得到的电流与实验电流吻合程度较高，验证了电导率动态模型的正确性。对比结果还可以发现，模型计算得到的电流与高频双极性脉冲作用下的实验测量电流吻合程度更高，主要是由传统不可逆电穿孔脉冲作用下实验测量得到电流波动较大导致。传统不可逆电穿孔脉冲下电流波动较大可能是由治疗过程中肌肉收缩导致的电极针移位所致。高频双极性脉冲作用下，肌肉收缩较小，因此电流也相对较为稳定。

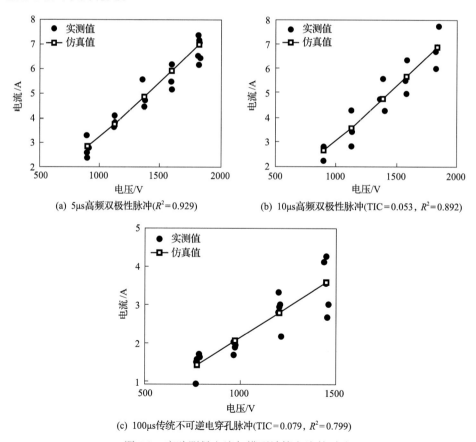

(a) 5μs高频双极性脉冲(R^2=0.929)

(b) 10μs高频双极性脉冲(TIC=0.053，R^2=0.892)

(c) 100μs传统不可逆电穿孔脉冲(TIC=0.079，R^2=0.799)

图 5.3　实验测量电流与模型计算电流的对比

综合考虑电穿孔引起的电导率升高以及温度变化对电导率变化的贡献可以得到

90 个脉冲作用后组织内部电场分布。对比最终电场等值线分布与消融切片便可得到不可逆电穿孔消融肝脏组织的阈值场强，如图 5.4 所示。5μs、10μs 高频双极性脉冲和 100μs 传统不可逆电穿孔脉冲对应的消融阈值场强分别为 713V/cm、610V/cm 和 450V/cm。

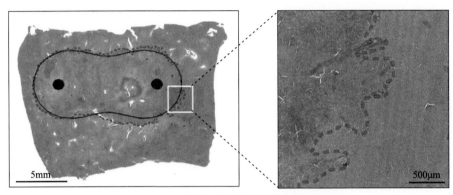

(a) 5μs、1250V高频双极性脉冲(阈值场强713V/cm)

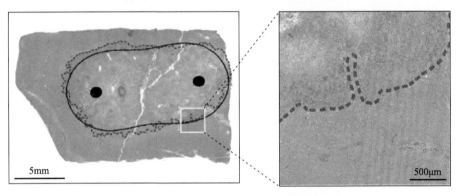

(b) 10μs、1250V高频双极性脉冲(阈值场强610V/cm)

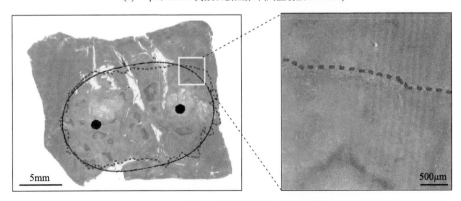

(c) 100μs、1250V传统不可逆电穿孔脉冲(阈值场强450V/cm)

图 5.4　电场等值线与消融范围

依据得到的消融阈值场强，计算不同脉冲参数下的消融范围并且与实验测量得到的结果对比，以椭圆形的长短轴为指标量化消融范围，并进行 t 检验，$p < 0.05$ 说明仿真结果与实验实际结果存在显著性差异，结果如表 5.3 所示。从实验测量结果与仿真结果的对比可以看出，在所有的 28 对数据对比中，仅有 2 组数据之间存在显著性差异，分别为 10μs、2000V 长轴数据和 100μs、1250V 长轴数据，说明数值仿真模型能较好地预测消融范围。

表 5.3　仿真与实验得到的消融尺寸

脉冲宽度/μs	幅值/V	长轴/mm			短轴/mm			样本数
		实验	模型	p	实验	模型	p	
5	1000	13.44±1.00	13.97	0.4435	6.28±0.35	5.74	0.0514	5
5	1250	14.16±0.62	14.9	0.2026	8.62±1.33	6.51	0.1245	3
5	1500	17.16±0.48	15.75	0.1003	9.36±0.37	8.00	0.0672	3
5	1750	17.51±1.83	16.52	0.4886	9.85±1.90	9.372	0.7385	3
5	2000	18.67±1.94	17.24	0.1298	10.97±1.01	10.90	0.8675	6
10	1000	14.79±0.89	14.51	0.6810	8.19±0.48	7.26	0.0563	3
10	1250	15.24±0.50	15.56	0.4475	8.57±0.53	7.60	0.0605	3
10	1500	17.49±1.15	16.55	0.3144	10.90±0.39	10.90	0.0565	3
10	1750	17.72±0.35	17.25	0.1117	11.28±0.36	10.86	0.1502	3
10	2000	18.85±0.14	18.09	0.0390*	12.40±0.26	12.64	0.5036	4
100	800	13.60±0.98	15.47	0.0534	7.59±0.74	7.68	0.8720	6
100	1000	16.15±2.00	16.56	0.7604	10.92±1.34	9.50	0.1482	4
100	1250	18.99±0.33	17.78	0.0166*	12.27±2.87	11.67	0.7990	5
100	1500	21.01±3.13	18.84	0.2466	13.70±0.80	13.77	0.8687	5

*实验测量结果与仿真计算结果存在显著差异。

5.3.2　多脉冲作用下的组织电导率动态变化模型

以上模型假设电穿孔导致的电导率上升在第一个脉冲内完成，后续电导率的上升为温升导致，然而实际应用过程中，电穿孔过程也是一个累积的发展过程，因而需要研究多脉冲作用下的电导率发展模型。

进一步以离体肝脏组织为研究对象，探究多脉冲作用下组织电导率的动态变化过程。研究中为了保证电场施加的均匀以及电导率测量的准确，采用平板电极施加电场并采用规则形状的组织模具盛放组织样品，以方便计算组织电导率并测量组织中心温度升高情况，如图 5.5 所示。

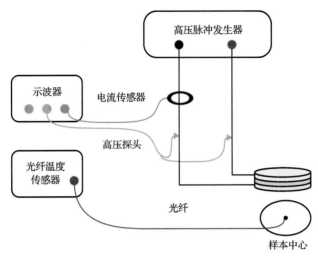

图 5.5　平板电极脉冲处理以及电导率测量系统

　　对实验过程中的电压、电流及温度数据进行采集，由式(5-3)可得各场强及脉冲作用下的电导率：

$$\sigma = \frac{1}{\rho} = \frac{L}{RS} = \frac{IL}{US} \tag{5-3}$$

式中，ρ 为电阻率；L 为组织厚度；S 为样品面积；R 为电阻；U 为脉冲电压值；I 为组织负载电流值。对于传统不可逆电穿孔脉冲，脉冲宽度较大，足以使电压电流数据达到稳定，由此式(5-3)中的电压、电流取自波形平顶尾部 500 个采样点的平均电压、电流幅值；而对于高频双极性脉冲 5-5-5，此时的电压、电流数据取自高频双极性脉冲对应特征频率下的电压、电流幅值。

　　基于已有随脉冲场强变化的传统电导率模型及实验参数，在 MATLAB 中运用最小二乘法对式(5-2)进行拟合，可得到不同脉冲个数作用下随场强及温度变化的电导率曲线。为了将脉冲个数的影响考虑到电导率模型当中，分别建立模型中变量 A、E_{del} 及 E_0（$E_{del} - E_{range}$，电导率变化初始点）随脉冲个数的变化关系。由此将脉冲个数对电导率的影响考虑其中，建立随脉冲场强、温度及脉冲个数变化的多因素动态电导率模型。基于不同脉冲个数下的电导率曲线，求取两种脉冲形式下的电导率参数随脉冲个数变化的函数关系。其中传统不可逆电穿孔脉冲电导率参数的实验数据点与拟合曲线如图 5.6 所示，多因素电导率模型可由式(5-4)进行描述；而对于高频双极性 5-5-5 脉冲，其参数实验数据点与拟合曲线如图 5.7 所示，多因素电导率模型可由式(5-5)进行描述。

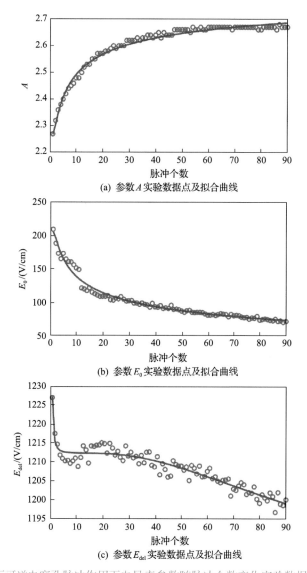

(a) 参数 A 实验数据点及拟合曲线

(b) 参数 E_0 实验数据点及拟合曲线

(c) 参数 E_{del} 实验数据点及拟合曲线

图 5.6　传统不可逆电穿孔脉冲作用下电导率参数随脉冲个数变化实验数据点及拟合曲线

$$\begin{cases} \sigma\left(|\boldsymbol{E}|,T\right)=\sigma_0\left(1+A\cdot\text{flc2hs}\left(|\boldsymbol{E}|-E_{\text{del}},E_{\text{range}}\right)+\alpha(T-T_0)\right) \\[2mm] A(N)=\dfrac{N}{-0.088+0.355N+0.174N^{0.5}} \\[2mm] E_{\text{del}}(N)=14.893N^{-2.194}-60.607\text{e}^{\frac{-136.99}{N}}+1212.368 \\[2mm] E_0(N)=\dfrac{-100.535}{N}+306.51N^{-0.3125} \end{cases} \quad (5\text{-}4)$$

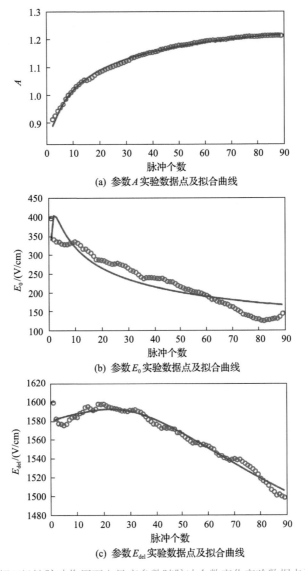

(a) 参数 A 实验数据点及拟合曲线

(b) 参数 E_0 实验数据点及拟合曲线

(c) 参数 E_{del} 实验数据点及拟合曲线

图 5.7 高频双极性脉冲作用下电导率参数随脉冲个数变化实验数据点及拟合曲线

$$\begin{cases} \sigma(|\boldsymbol{E}|,T) = \sigma_0 \left(1 + A \cdot \text{flc2hs}\left(|\boldsymbol{E}| - E_{del}, E_{range}\right) + \alpha(T - T_0)\right) \\[2mm] A(N) = \dfrac{N}{-0.6562 + 0.7179N + 1.0527N^{0.5}} \\[2mm] E_{del}(N) = 1.6329N^{0.729} - 455.4925\mathrm{e}^{\frac{-121.193}{N}} + 1579.9037 \\[2mm] E_0(N) = \dfrac{-484.9277}{N} + 823.4939N^{-0.3477} \end{cases} \quad (5\text{-}5)$$

基于板电极电压、电流数据建立的多元素电导率模型，可通过针电极电流数据对其合理性进行验证。当采用该电导率模型时，得到的针电极仿真电流与实验电流的数值吻合度较高，可以认为所建立的模型具有一定的合理性。其中实验电流来自于电流传感器实际测量值，仿真电流为仿真模型中正负电极中间截面的面电流密度积分值，图 5.8 为兔肝脏组织在传统不可逆电穿孔脉冲作用下随脉冲个数变化的实验电流与仿真电流图，由表 5.4 可知，在 1800V、2000V 及 2200V 针电极电压作用下，仿真电流与实验电流在 90 个脉冲内的平均误差均低于 5%，且整体趋势变化相近，随脉冲个数的增加呈现增加趋势，由此可认为，该多因素电导率模型能够较好地反映不可逆电穿孔脉冲作用下电导率的变化。

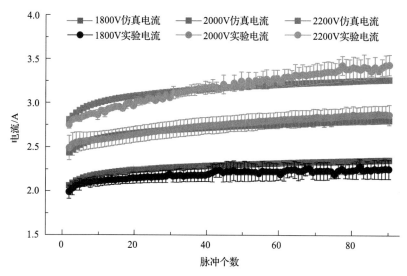

图 5.8   传统不可逆电穿孔脉冲作用下的实验电流与仿真电流

表 5.4   传统不可逆电穿孔脉冲作用下实验电流与仿真电流误差   （单位：%）

电压	最大相对误差	最小相对误差	相对误差平均值
1800V	6.525	2.409	4.078
2000V	2.726	0.0139	1.302
2200V	5.323	0.032	2.373

同样，采用该电导率模型，对高频双极性脉冲(5-5-5)在针电极下的实验电流与仿真电流分析得到如图 5.9 所示结果，在针电极间距 10mm、电极暴露长度 5mm，5-5-5 脉冲电压分别为 2000V、2200V 及 2500V 时，由针电极所测得实验电流与仿真电流的数值与趋势比较可知，三个电压等级作用下，90 个脉冲的平均误差分别为 3.522%、1.344% 及 2.736%(表 5.5)，均在 4% 以内，由此说明所建立的随脉冲

场强、温度及脉冲个数变化的多因素电导率模型的合理性。

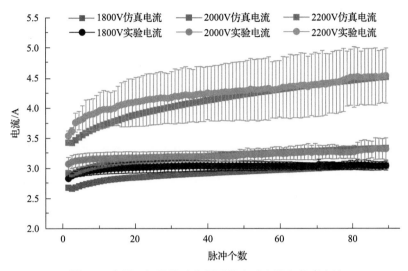

图 5.9　高频双极性脉冲作用下的实验电流与仿真电流

表 5.5　高频双极性脉冲作用下实验电流与仿真电流误差　　　（单位：%）

电压	最大相对误差	最小相对误差	相对误差平均值
2000V	7.879	0	3.522
2200V	6.567	0.0235	1.344
2500V	7.814	0.0715	2.736

　　电导率与组织温度也存在显著关系，因此在实验过程中，对针电极模型进行温度数据采集，并与仿真模型中温度数据进行比较分析。由于兔肝脏组织质地柔软细嫩，温度测量光纤插入组织后位置难以准确确定在两电极中心，由此，在仿真模型中取两电极中心与距离中心 5mm 处的温度作为边界，若实验温度落入该边界范围内，则认为仿真模型中温度的设置与实验具有一定的一致性，可用于多因素模型中温度因素的考虑。图 5.10 分别为传统不可逆电穿孔脉冲与高频双极性脉冲作用下三个不同电压等级下的温度变化图，由图可以看出，两种脉冲形式的不同电压等级作用下，温度光纤所测量到的温度均位于仿真温度的变化界限范围内，由此可以认为，在两者的多因素电导率模型的建立中，温度场的变化与实际情况吻合得较好。

　　由此，以上传统不可逆电穿孔脉冲与高频双极性脉冲的电流数据与温度数据均可证明，建立的关于两种脉冲参数的多因素电导率模型所计算得到的仿真数据与所得实验数据具有数据及趋势上的一致性，由此证明两种脉冲形式下随脉冲场强、温度及脉冲个数变化的多因素电导率模型具有一定的合理性。

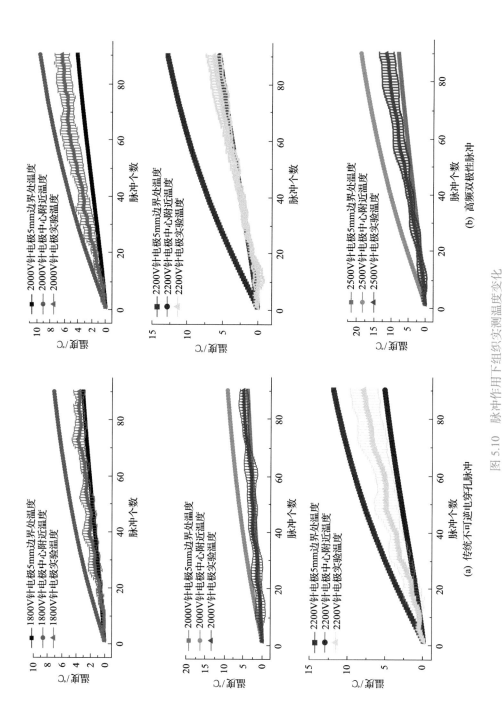

图 5.10 脉冲作用下组织实测温度变化

5.4　脉冲电场组织消融效果评估

5.4.1　兔肝脏组织动态消融判据

采用针电极消融新西兰大白兔肝脏组织，处理后 48h 取样经病理学分析对比仿真结果，确定消融阈值。

传统不可逆电穿孔脉冲与高频双极性脉冲作用下脉冲个数 N 为 30 及 90 时的消融范围示意图如图 5.11 所示，图中黄色虚线表示根据消融界限所绘制的消融范围，根据该消融范围面积的求取获得对应仿真模型中的消融阈值场强，图中黑色实线表示所求消融阈值场强等值线，根据不同脉冲形式及不同脉冲个数下的消融面积与阈值场强等值线可以证明，使用消融面积求取对应消融阈值场强的方式匹配较好。

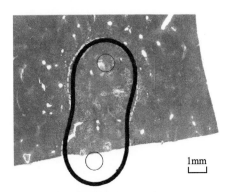
(a) 高频双极性脉冲 N=30 消融面积

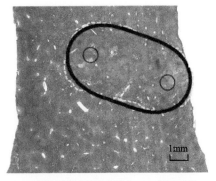
(b) 传统不可逆电穿孔脉冲 N=30 消融面积

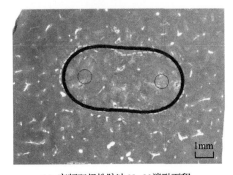
(c) 高频双极性脉冲 N=90 消融面积

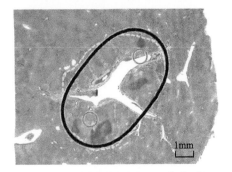
(d) 传统不可逆电穿孔脉冲 N=90 消融面积

图 5.11　不同脉冲形式作用下 N=30 及 N=90 时消融效果

根据对传统不可逆电穿孔脉冲形式不同脉冲个数作用下的消融效果的统计计算，可得不同脉冲个数下的消融面积及对应阈值场强如表 5.6 所示。

表 5.6　肝脏组织不同脉冲个数下消融面积及对应阈值场强(传统不可逆电穿孔脉冲作用)

序号	脉冲电压/V	脉冲个数	消融面积/mm²	阈值场强/(V/cm)
1	600	10	24.19±0.223	708.00±4
2	600	30	32.00±1.379	671.33±22.484
3	600	50	27.11±1.042	616.00±16
4	600	70	35.61±0.367	539.00±11
5	600	100	36.56±0.0785	514.00±1.02

在此基础上,对阈值场强的变化趋势进行规律拟合,拟合需要满足两个要求:①在已知数据范围内,拟合曲线与已知数据贴近,符合变化规律;②拟合满足理论分析要求,在脉冲个数趋近于零时,阈值场强应趋近于无穷大,脉冲个数趋于无穷时,阈值场强应趋近于稳定值。根据以上两个要求,对于传统不可逆电穿孔脉冲作用下阈值场强随脉冲个数的变化规律可用式(5-6)进行描述,消融阈值场强实验值与拟合曲线如图 5.12 所示,该拟合曲线与实验数据的拟合度 $R^2 = 0.8362$:

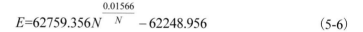

$$E=62759.356N^{\frac{0.01566}{N}} - 62248.956 \tag{5-6}$$

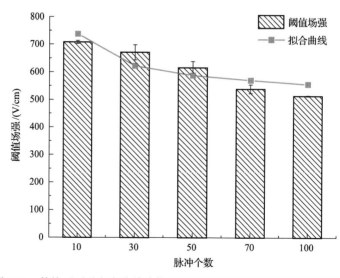

图 5.12　传统不可逆电穿孔脉冲作用下肝脏组织消融阈值场强变化情况

同样对于高频双极性脉冲在肝脏上的作用效果,可根据其随脉冲场强变化的消融面积对应的阈值场强进行规律描述,不同脉冲个数下组织消融效果的测量结果及其对应阈值场强如表 5.7 所示。可以通过式(5-7)对该变化规律进行描述,图 5.13 为脉冲作用下随脉冲个数变化的阈值场强实验值与拟合曲线变化规律,该

拟合曲线拟合度 R^2 为 0.9704。

表 5.7　肝脏组织不同脉冲个数下消融面积及对应阈值场强（高频双极性脉冲作用）

序号	脉冲电压/V	脉冲个数	消融面积/mm²	阈值场强/(V/cm)
1	700	10	8.67±0.438	1293.33±17.25
2	700	30	19.27±0.905	937.67±27.402
3	700	50	23.30±3.081	832.00±76
4	700	90	21.94±4.683	773.5±23.5
5	700	120	32.42±2.917	722.00±27

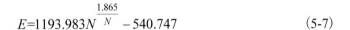

$$E=1193.983N^{\frac{1.865}{N}}-540.747 \tag{5-7}$$

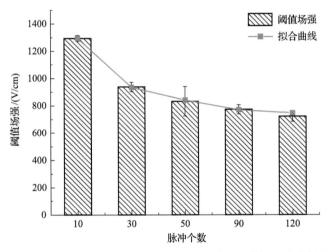

图 5.13　高频双极性脉冲作用下肝脏组织消融阈值场强变化情况

　　通过对传统不可逆电穿孔脉冲与高频双极性脉冲不同脉冲个数作用下的阈值场强进行规律拟合，可直观看出，传统不可逆电穿孔脉冲作用下消融阈值场强低于高频双极性脉冲，但随着脉冲个数的增加，消融阈值均呈现递减趋势且最终趋于稳定值。

　　传统不可逆电穿孔脉冲与高频双极性脉冲作用下随脉冲个数变化的消融阈值场强变化趋势如图 5.14 所示。高频双极性脉冲作用下的阈值场强始终高于传统不可逆电穿孔脉冲，然而，两种脉冲形式随脉冲个数变化趋势相近。

　　随着脉冲个数的增加，组织消融阈值场强均呈现减小趋势，并逐渐趋于稳定。已有参考文献与本章实验结果均证明，消融阈值场强随着脉冲个数的增加，最终达到稳定值，即脉冲个数对消融效果的贡献是有限的。由此，一味增加脉冲个数

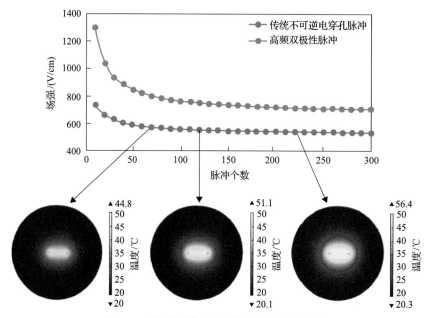

图 5.14　消融阈值场强随脉冲个数变化规律

以达到消融较大体积肿瘤组织的目标是难以实现的，脉冲个数的累积所能带来的电穿孔消融范围是有限的，但脉冲个数的增加造成温度的累积呈线性趋势，如图 5.14 所展示的效果，在脉冲个数由 100 增长到 200 的过程中，脉冲电场所带来的消融效果（即蓝色实线范围）变化较小，但温度变化较为显著。由此，在不可逆电穿孔临床应用中，脉冲个数的优化求解能够保证目标组织的完全消融且尽量减少温度对组织的损伤。

5.4.2　高频双极性脉冲组织消融效果动态评估

不可逆电穿孔实际上增加了组织内部电流流经细胞的通路。在单细胞等效电路方面，可以通过给细胞膜电容并联电阻的方式表征由于电穿孔增加的新的电流通路。然而，构成组织的细胞多种多样，因此通过一个确定的电容难以表征不同细胞膜电特性的分布性，由单个电容器表征细胞膜的组织等效电路往往难以与实测组织阻抗谱较好地吻合。所以，在研究中采用常相角元件（constant phase element, CPE）等效细胞膜结构[16,17]，其阻抗表达式如式（5-8）所示：

$$Z_{CPE} = \frac{1}{Q(j\omega)^n} \tag{5-8}$$

式中，j 为虚数单位；ω 为角频率；Q、n 为常相角元件系数，n 可用于表征细胞膜电特性的分布性，$n=0$ 代表纯电阻元件，$n=1$ 代表纯电容元件。

由于组织层面细胞膜采用了 CPE 等效，研究发现，通过与其并联电阻的方式得到的等效电路不能准确地反映组织电穿孔后阻抗谱的变化。目前的研究发现，图 5.15 所示电路同样能够较好地拟合脉冲处理后的生物组织[17,18]，其中 Z_{CPE1} 用于表征电极与组织交界面的双层效应，Z_{CPE2} 表示等效细胞膜结构，R_e 为细胞外液等效电阻，R_c 为细胞内液等效电阻。脉冲处理后细胞外液等效电阻有了显著的降低，可以理解为在组织内部部分细胞发生电穿孔后新增的电流通路等同于与细胞外液并联的支路，模型拟合中则统一视作细胞外液等效电阻，从而导致细胞外液等效电阻显著降低。此外，细胞膜电穿孔导致细胞内离子外流也会增加细胞外液电导率，同样会引起细胞外液等效电阻的下降。因此，在组织层面，细胞外液等效电阻不再仅仅表征细胞外空间的电流通路，同样表示细胞电穿孔增加的电流路径，可以采用细胞外液等效电阻的相对变化反映电穿孔程度。需要注意的是，高频下，细胞膜阻抗显著降低，并且电极-组织交界面影响消失，此时整个测量系统阻抗主要由细胞外液等效电阻以及细胞内液等效电阻并联决定，由于细胞内液电阻较低，整体阻抗主要受细胞内液等效电阻影响，而不可逆电穿孔对细胞内液影响较小，因此高频下难以观察到明显的阻抗谱变化[17]。

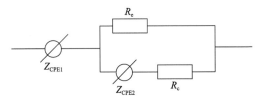

图 5.15　组织等效电路模型

5.4.3　两电极作用下组织阻抗变化与消融范围的关系

为了进一步研究高频双极性脉冲作用前后，生物组织阻抗谱变化情况及其与传统不可逆电穿孔的区别，重庆大学生物电磁团队研究了新西兰大白兔肝脏组织阻抗谱在脉冲电场作用前后的变化情况，实验参数如表 5.8 所示。

脉冲处理前后组织阻抗谱数据存在显著性差异，可以通过等效电路转换进一步提取阻抗谱中包含的信息。研究中采用如图 5.15 所示等效电路拟合阻抗谱数据，从中提取更多组织内部结构参数在脉冲处理前后的变化。

研究中脉冲处理前后均采用阻抗分析仪测量兔肝脏组织阻抗谱图。两电极法测量生物组织阻抗谱时会受到组织与电极交界面双层效应的影响，该影响主要表现在低频段。在阻抗谱低频段，阻抗模随频率下降较快，阻抗角从负值逐步升高，说明被测对象此时呈现容性，并随着频率升高而逐步向电阻性发展。这一段主要由电极与肝脏组织交界面的双层效应所导致，对应等效电路中的元件 Z_{CPE1}；随着频率升高，阻抗谱在较短频带内表现出一定的电阻特性，即阻抗模随频率基本不

表 5.8　实验脉冲参数

脉冲类型	脉冲宽度/μs	脉冲电压/V	串内脉冲个数	脉冲(串)个数
传统不可逆电穿孔脉冲	100	800	—	90
	100	1000	—	90
	100	1250	—	90
	100	1500	—	90
高频双极性脉冲	2-2-2	1000	50	90
	2-2-2	1250	50	90
	2-2-2	1500	50	90
	2-2-2	1750	50	90
	2-2-2	2000	50	90
	5-2-5	1000	20	90
	5-2-5	1250	20	90
	5-2-5	1500	20	90
	5-2-5	1750	20	90
	5-2-5	2000	20	90
	10-2-10	1000	10	90
	10-2-10	1250	10	90
	10-2-10	1500	10	90
	10-2-10	1750	10	90

变，阻抗角接近 0°，该段阻抗特性主要反映的是细胞外液等效电阻特性，对应等效电路中的 R_e，然而实际上阻抗角并未真正达到 0°，由于该频率范围内细胞膜电容效应已有所反映，随着频率的持续升高，阻抗特性又朝电容性方向发展，即阻抗模随频率增加而减小，阻抗角向−90°发展，然而未能达到−90°的理想电容状态，该频段主要由细胞膜电容效应主导，电路模型中主要由 Z_{CPE2} 来表征；随着频率进一步升高，信号可直接穿透细胞膜，此时阻抗特性主要由细胞内液等效电阻决定，因此阻抗特性朝电阻方向发展，即阻抗模随频率变化趋于缓慢，阻抗角向 0°发展；整个过程中由于各频率带之间都存在各部分阻抗特性的交叠区域，不存在理想的电阻、电容状态。

图 5.16 为脉冲宽度为 5μs 的高频双极性脉冲处理前后实验数据与等效电路模型拟合数据在阻抗模、阻抗角以及 Nyquist 曲线三个方面的对比。

脉冲电场诱导生物组织发生不可逆电穿孔主要作用于细胞膜导致细胞膜穿孔，从而为电流提供新的通路，导致组织阻抗减小、电流增加。研究中采用了常相角模块来模拟细胞膜结构，该模型能很好地拟合实验数据，然而其变化缺乏一

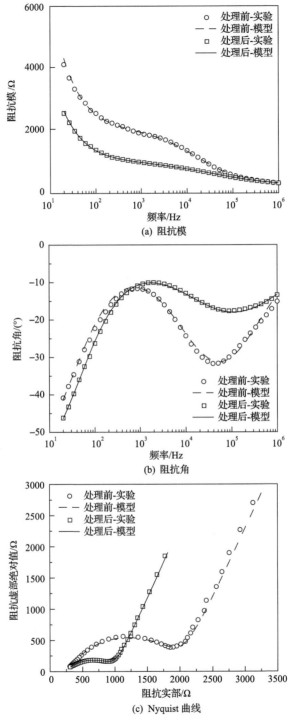

图 5.16　5μs 高频双极性脉冲处理前后兔肝脏组织阻抗谱实验数据与等效电路模型拟合数据对比

定的物理含义，难以直观地反映细胞膜的变化。细胞外液等效电阻减小的主要原因仍然可以从细胞膜穿孔的角度解释，因此可以采用细胞外液等效电阻的减小间接反映组织电穿孔程度，如图 5.17 所示。

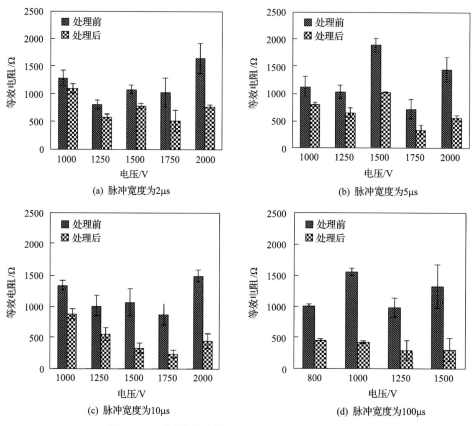

图 5.17　不同脉冲参数处理前后细胞外液等效电阻

图 5.17 为不同形式脉冲处理兔肝脏组织后等效电路中细胞外液等效电阻 R_e 在脉冲处理前后的分布情况。图 5.17 虽然能反映出 R_e 在脉冲处理后均有减小的趋势，但是不同脉冲参数间的变化差异仍难以量化，可以采用细胞外液等效电阻相对变化量 R_{diff} 反映不同脉冲参数引起的阻抗变化差异，如式 (5-9) 所示：

$$R_{\text{diff}} = \frac{R_{e0} - R_{e1}}{R_{e0}} \tag{5-9}$$

式中，R_{e1} 为脉冲处理后细胞外液等效电阻；R_{e0} 为脉冲处理前细胞外液等效电阻。

图 5.18 为不同脉冲参数下 R_{diff} 的变化情况。随着脉冲电压的增加，细胞外液等效电阻相对变化量逐渐增大，间接表明肝脏组织穿孔程度随着脉冲电压增加而

增加，这与目前实验得到的结论一致，因此也证明细胞外液等效电阻的相对变化能够反映目标区域的穿孔程度。不同脉冲宽度的高频双极性脉冲与传统不可逆电穿孔脉冲引起的细胞外液等效电阻的变化也呈现出一定的规律性。

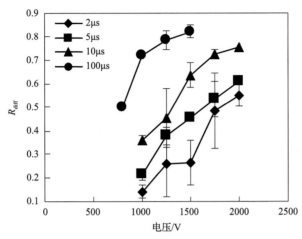

图 5.18　不同脉冲参数处理前后 R_{diff} 变化

　　不同参数的脉冲作用后肝脏组织穿孔程度的差异可以比较直观地从图 5.18 中得到。图 5.18 表明虽然传统不可逆电穿孔脉冲以及高频双极性脉冲均能够有效地实现不可逆电穿孔消融组织，但是在相同剂量下，高频双极性脉冲的穿孔效果不及传统不可逆电穿孔脉冲，并且不同脉冲宽度的高频双极性脉冲诱导的不可逆电穿孔也存在一定的差异，与文献[3]得到的结论一致。

　　图 5.19 为不同脉冲形式作用后组织阻抗谱相对变化与消融面积间的关系，图中采用线性函数拟合了二者之间的关系，并给出了 95% 置信区间。从拟合曲线的确定系数 R^2 可以看出，线性函数能较好地拟合二者之间的联系。该模型仍属于基于实验数据的经验模型，对拟合区间以外的参数并不适用。从拟合曲线的斜率看，脉

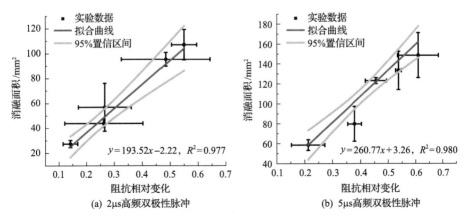

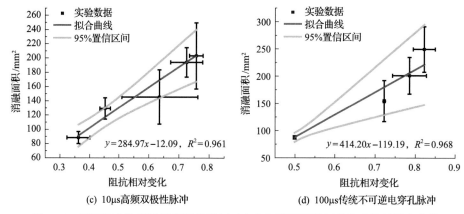

(c) 10μs高频双极性脉冲　　　　　　(d) 100μs传统不可逆电穿孔脉冲

图 5.19　不同脉冲作用后组织阻抗谱相对变化与消融面积间的关系及其拟合曲线

冲宽度越宽，曲线斜率越大，即脉冲越宽，同样的阻抗相对变化增长对应更大的组织消融面积的增加。阻抗变化与消融面积之间的曲线主要可以表征消融面积与阻抗相对变化之间可能存在的内在联系。

　　肝脏组织阻抗谱在脉冲处理前后的变化能够在一定程度上反映组织不可逆电穿孔情况，并且具有即刻反映的特点，因此这种电气参数的即刻变化有望成为不可逆电穿孔组织消融效果检测的手段之一。相比于现在的医学成像或者组织病理学检测等手段，阻抗谱变化具有灵敏且术后即刻反映的特点，为临床医生在使用不可逆电穿孔过程中实时评估消融效果提供了一种新的手段。

5.4.4　多针电极布置下组织阻抗变化与消融范围的关系

　　在进行不可逆电穿孔消融效果的组织实验研究时，离体组织实验由于组织本身已经失去活性，难以观察到消融范围。因此，研究消融效果的实验多需要采用在体组织实验或者模拟组织实验，而目前的模拟组织实验实际上是一种多细胞实验，与实际的组织相差较大，详见第 1 章。而在体组织实验花费实验周期较长，操作较为复杂，实验效率较低，因而很多研究会选用马铃薯块茎作为研究对象，方便开展大量实验参数研究，验证方法的准确性。2016 年，发展出一种基于灌注系统的猪肝脏组织实验，从猪体内取出肝脏组织后利用灌注系统可在一段时间内保持肝脏活性，既方便实验的开展也可以观察到消融范围，成为一种重要的不可逆电穿孔实验手段[19]。重庆大学与弗吉尼亚理工大学联合开展了四针电极布置实验，脉冲在四电极中两两循环施加，研究了不同电极对之间的阻抗相对变化与消融范围之间的联系，该种脉冲施加方式更贴近实际应用中多针消融情况。

　　不可逆电穿孔采用多针系统消融肿瘤时，需要在不同的电极对之间施加脉冲，此外还需测量不同电极对之间的阻抗谱变化，在体操作较为复杂，因此采用猪肝脏组织灌注平台研究阻抗谱变化与消融效果之间的联系。考虑到传统不可逆电穿孔治疗设备纳米刀在四针电极下进行肿瘤消融时，需在保证场强一致的条件下，从较高的电压幅值开始施加脉冲，因此总是从电极距离较大的对角线开始先施加脉冲电场，再对各边上电极施加脉冲，研究中采用的脉冲施加序列如图 5.20 所示。每次施加脉冲前与脉冲处理后，分别测量不同电极对之间的阻抗，如图 5.21 所示。

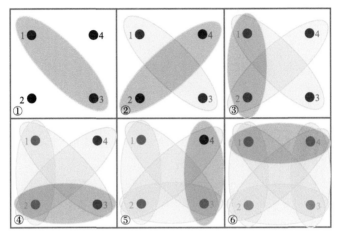

图 5.20　四针电极循环消融序列

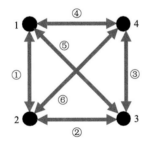

图 5.21　阻抗测量方式

在阻抗分析过程中一般采用阻抗灵敏度分析不同位置处对总体组织的贡献[20,21]，在采用针电极测量组织阻抗变化时，可以通过阻抗灵敏度分析不同位置处阻抗变化对整体阻抗贡献的大小，距离电极较远处组织阻抗发生变化可能难以被检测到。四针电极布置、不同电极测量序列下对总体测量阻抗贡献达 90%的区域如图 5.22 所示。从图中可以看出，仅通过对角线测量得到的灵敏度范围与所有电极对测量所得到的灵敏度范围接近，但是测量次数减少一半，大大提高了测量效率。

考虑到脉冲发生器产生的最高电压限制（3000V），以及组织消融需要足够的脉冲场强，将四针电极布置为边长 1cm 的正方形，则对角线上一对电极间距

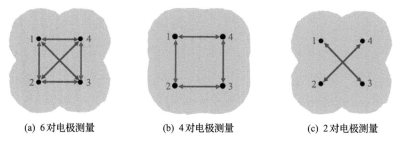

(a) 6对电极测量　　　　(b) 4对电极测量　　　　(c) 2对电极测量

图 5.22　四针电极下阻抗灵敏度分布

约为 1.4cm。为保证每一对电极施加的脉冲电场剂量一致,施加的脉冲参数如表 5.9 所示。

表 5.9　四针电极循环消融脉冲参数

序号	脉冲宽度/μs	电压幅值/V	电极间距(电极对)/cm	电压-距离比/(V/cm)	脉冲串个数
1-1	5-5-5	2500	1.4(1-3)	1786	200
1-2	5-5-5	2500	1.4(2-4)	1786	200
1-3	5-5-5	1786	1(1-2)	1786	200
1-4	5-5-5	1786	1(2-3)	1786	200
1-5	5-5-5	1786	1(3-4)	1786	200
1-6	5-5-5	1786	1(4-1)	1786	200
2-1	5-5-5	2500	1.4(1-3)	1786	300
2-2	5-5-5	2500	1.4(2-4)	1786	300
2-3	5-5-5	1786	1(1-2)	1786	300
2-4	5-5-5	1786	1(2-3)	1786	300
2-5	5-5-5	1786	1(3-4)	1786	300
2-6	5-5-5	1786	1(4-1)	1786	300

　　所有组处理完后,将温度调节到 4℃,保持肝脏灌注状态 2h 后取样,随后采用 2,3,5-氯化三苯基四氮唑(TTC)对样本进行染色,染色后测定消融区域尺寸。测量完成后,样本放入福尔马林溶液固定,次日测量固定后的消融区域尺寸。

　　通过图 5.15 所示等效电路提取各组分等效元件参数,再根据式(5-9)计算等效元件参数相对变化。实际实验中即使脉冲参数及电极布置相同,所得到的实验结果也不尽相同,进一步说明根据每次治疗实际阻抗谱变化反映该次治疗效果的必要性。图 5.23 比较了几组实验测得的阻抗谱变化以及消融范围情况。

　　图 5.23 中纵坐标为根据式(5-9)计算得到的细胞外液等效电阻相对变化,横坐标表示施加脉冲的电极对及施加的脉冲个数,1-3-200 即在电极对 1-3 施加 200 个脉冲,其他脉冲参数如表 5.9 所示。曲线上的数字表示由哪一对电极测量所得阻抗谱:1-2 表示由 1-2 电极对测量到的在脉冲施加不同时刻点对应的阻抗相对变

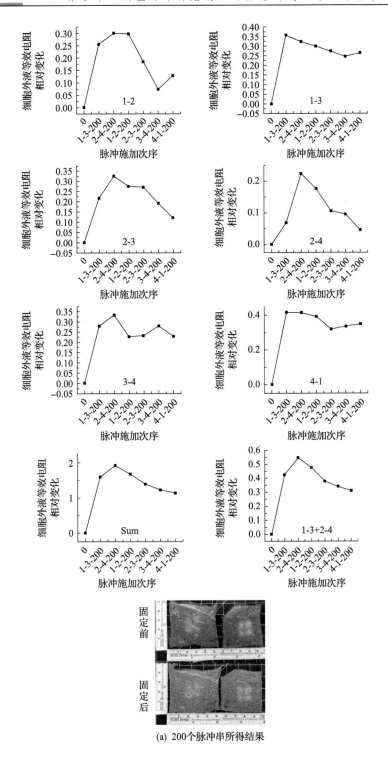

(a) 200个脉冲串所得结果

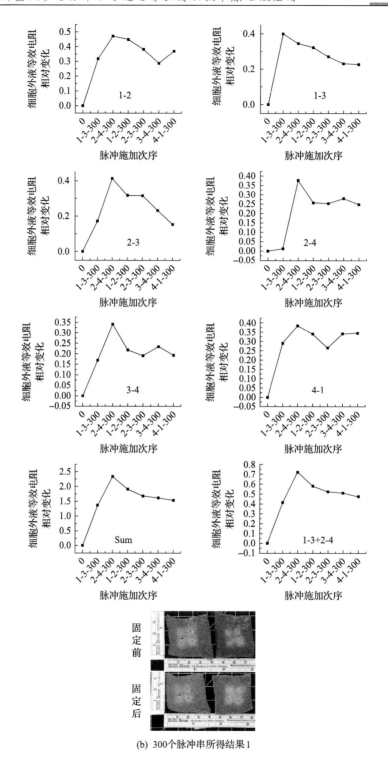

(b) 300个脉冲串所得结果1

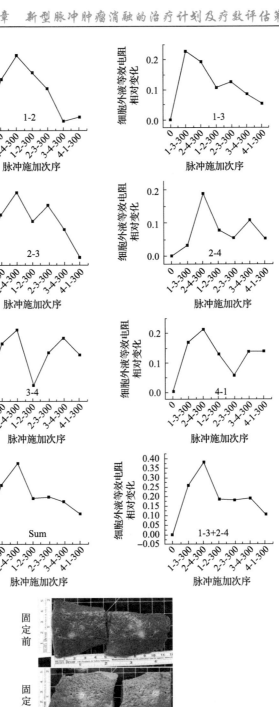

(c) 300个脉冲串所得结果2

图 5.23 　不同数目高频双极性脉冲循环处理后的消融细胞外液等效电阻相对变化与消融范围

化；Sum 表示将所有 6 对电极测量到的阻抗相对变化求和；1-3+2-4 则表示仅 1-3、2-4 即对角线两对电极测量到的阻抗相对变化之和。从细胞外液等效电阻相对变化趋势可以看出，阻抗谱主要在前两次脉冲施加过程中增加较为明显，随后均存在不同程度的恢复或者小幅上升。每次施加脉冲时，相应电极对测量得到的阻抗相对变化更为明显，如果处于恢复状态中，即阻抗相对变化缩小。从不同电极对得到的阻抗变化可以看出，不同电极对测量得到的阻抗谱变化有些许差异，因此仅根据某一对电极测量得到的结果难以与消融效果进行联系。因而需要考虑所有电极对测量得到的阻抗谱，此处做简化处理，将脉冲作用后所有电极对测量得到的阻抗谱相对变化求和得到如图 5.23 所示 Sum 的情况，可以看出其相对变化规律更容易分析，即在前两次脉冲处理后阻抗相对变化较为明显，随后阻抗主要以恢复为主，偶尔会有小幅增加的趋势，这主要由施加的脉冲参数决定。然而，从阻抗灵敏度的仿真分析看出，四针电极布置时，仅测量对角线上的两对电极得到的阻抗变化理论上反映的变化范围与采用全部电极对测量得到的范围极为接近，因此研究中将对角线上的两对电极测量结果累积得到图中 1-3+2-4 的结果，可以看出，阻抗谱的相对变化趋势与 Sum 得到的结果极为接近，仅幅值存在差异，从而可以说明仅采用对角线上两对电极测量阻抗谱变化反映的信息与所有电极对均测量得到的信息相似，同时也论证了阻抗灵敏度的计算结果。

图 5.23 同时给出了取样后染色获得的消融情况，图 5.23(b)所示 300 个脉冲作用下的消融区域大于图 5.23(a)所示 200 个脉冲作用下的消融区域，相应地，阻抗谱相对变化也有所差异，通过 1-3+2-4 的变化规律可以看出，图 5.23(b)所示 300 个脉冲串作用后，阻抗相对变化虽有所恢复但是最终相对变化值仍为 0.5 左右，而图 5.23(a)所示 200 个脉冲作用后，恢复后的阻抗相对变化值约为 0.35，可见通过对角线电极测量得到的阻抗相对变化之和与四针循环处理最终的消融效果存在一定的联系。另外，图 5.23(c)所示 300 个脉冲串，其脉冲参数与图 5.23(b)完全一致，但是消融效果明显不及图 5.23(b)，同时其 1-3+2-4 所示的阻抗相对变化在恢复后仅为 0.1 左右，此例可以很好地说明，对于同一种生物组织，由于个体差异，可能导致同样的脉冲参数得到的消融效果存在差异，这种消融效果的差异难以通过仿真的方式进行预测，然而阻抗谱的相对变化则可以直接反映。因此，阻抗相对变化能较好地反映个体治疗效果的差异，这也是该实验数据结果未取平均的主要原因。然而，对于这种多针循环处理的消融方式，还需要更多的实验进一步探究消融范围与阻抗谱相对变化之间的量化关系。

5.5 高频双极性脉冲不可逆电穿孔肿瘤消融治疗计划

脉冲电场作用下组织电气参数的变化会影响组织内部电场分布，同时有效电场分布会影响组织消融范围，所以治疗前，需要根据待消融区域的几何形态与电气参数确定需要施加的高频双极性脉冲参数以及电极布置，从而达到最佳的治疗效果。

根据患者实际肝肿瘤 CT 切片，借助软件可以三维重建包含肝脏、肝肿瘤以及动脉在内的组织消融模型，考虑在高频双极性脉冲作用下肝脏组织和肿瘤组织各自电导率动态变化，这里采用有限元分析软件计算高频双极性脉冲作用下组织空间的电-热耦合场分布。研究不同参数的高频双极性脉冲电场作用下组织内部电-热耦合场分布以及组织消融和电极附近的热损伤情况，为临床试验的开展提供方法指导与参数选择依据[22]。

研究中采用软件提取患者肝脏的 CT 切片，并在临床医生的协助下通过图像分割处理获得肝脏、肿瘤以及动脉血管各部分的三维空间结构，如图 5.24 所示。根据肿瘤尺寸与位置，以肿瘤完全消融及正常组织损伤最小为目标，通过优化算法确定电极针的布置位置与暴露长度，其中电压按照 1-2、2-3、3-4、4-1 的方式循环施加，每一对电极需要施加的脉冲电场参数同样可以通过参数优化获得。

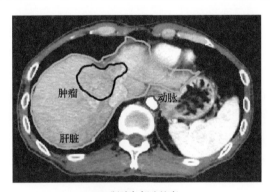

(a) 肝脏各部分轮廓

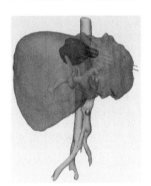

(b) 肝脏及周边三维模型

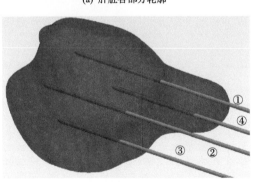

(c) 肿瘤及电极布置

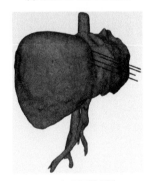

(d) 组织网格划分

图 5.24 肝脏、肿瘤及动脉血管的三维建模结果

其中，肝脏组织以及肿瘤组织需要考虑在脉冲电场作用下相应电导率的动态变化，以获得更加接近实际情况的电场分布。血管简化为由血管壁、血液构成，

暂未考虑其电导率动态变化情况，各部分物理参数如表 5.10 所示。

表 5.10   模型各部分物理参数

参数	肝脏	肿瘤	血管	电极	绝缘层
电导率/(S/m)	σ_l	σ_t	0.17	2.22×10^6	1×10^{-5}
热导率/(W/(m·K))	0.502	0.57	0.492	15	0.01
比热容/(J/(kg·K))	3600	3960	3840	500	3400
密度/(kg/m³)	1060	1040	1060	7900	800
指数因子/s⁻¹	7.39×10^{39}	7.39×10^{39}	5.6×10^{63}	—	—
活化能壁垒/(J/mol)	2.577×10^5	2.577×10^5	4.3×10^5	—	—
代谢热/(W/m³)	—	33800	—		
血液灌注率/s⁻¹	—	7.15×10^{-3}	—		

不可逆电穿孔作用下组织消融情况采用统计学模型表示，该模型下某一处组织消融概率与该处场强以及脉冲个数相关，消融区域与未消融区域存在过渡区域，更加贴近实际情况[23]。

组织能否被有效消融主要取决于相应位置处的场强大小，为了便于观察组织内部电极附近电场分布，仿真选取一截面用于反映电场分布。图 5.25 给出了高频双极性脉冲电场作用下的组织内部电场分布情况，可以看出高场强主要聚集在电极附近，周边电场迅速衰减，这种分布有利于将治疗区域限制在目标区域内，通过优化电极布置和脉冲参数控制消融形状。

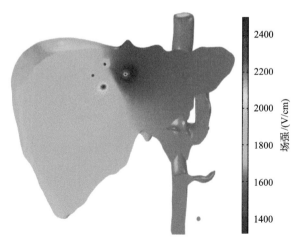

图 5.25   高频双极性脉冲作用下组织内部电场分布

在采用统计学模型描述组织消融情况时，同样脉冲参数作用下，根据死亡概率的不同所得到的组织消融体积也有所区别。研究中为统一比较，选取消融概率90%的区域进行对比分析。

高频双极性脉冲作用下，不同脉冲个数、脉冲电压条件下，由不可逆电穿孔导致的肿瘤消融情况如图 5.26 所示。随着脉冲电压与脉冲个数的逐步增加，组织不可逆电穿孔的消融程度以及组织不可逆电穿孔消融概率也会逐步增加，进而引起由电场诱导的消融区域逐渐增加。由于肿瘤组织形态不规则，在消融过程中脉冲电场难免会对肿瘤周边小部分正常组织造成轻微损伤。

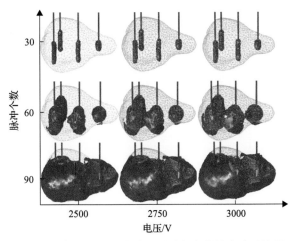

图 5.26　高频双极性脉冲不可逆电穿孔肿瘤消融情况

为了更加直观地对比在一次脉冲电场处理中不可逆电穿孔造成的组织消融与脉冲参数之间的关系，研究中将每一部分(肝脏、肿瘤、血管)不可逆电穿孔消融的体积对各部分自身的体积进行归一化处理，即得到不可逆电穿孔消融体积在各自部分所占的比例，通过不同脉冲参数组合下的比例反映不可逆电穿孔消融效果与脉冲参数之间的变化规律。

图 5.27 为不同脉冲参数下肝脏、肿瘤以及血管内的不可逆电穿孔导致的组织消融比例与脉冲个数与脉冲电压之间的关系。从图中可以看出，不同电压下，随着脉冲个数的增加，不可逆电穿孔能够消融整个肿瘤组织，但是由于肿瘤形态的复杂性，在完全消融肿瘤的同时，不可逆电穿孔组织消融范围也会覆盖到少部分肿瘤外围组织，对周边正常组织造成轻微的损伤。此后继续施加脉冲会进一步加强脉冲电场对正常肝脏组织造成的损伤。由于电场分布与脉冲参数和电极布置密切相关，该损伤的具体情况同样与电极的布置相关，在治疗前需要综合考虑肿瘤几何形态与介电参数，对电极布置以及脉冲参数进行合理的优化实现脉冲电场对肿瘤组织的完全消融，并且对正常组织及周边的血管结构造成的损伤最小。

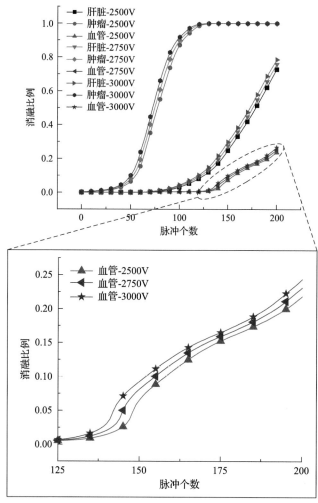

图 5.27　不可逆电穿孔组织消融比例与脉冲个数、脉冲电压的变化关系

在上述研究情况下，当脉冲个数处于 50～100 时，高频双极性脉冲电场不可逆电穿孔消融的肿瘤组织体积迅速增加，并且脉冲电压越高，增加速度越快。当脉冲个数达到 125 个左右时，肿瘤基本完全消融，此时脉冲电场未对血管造成任何损伤，在正常肝脏组织中的损伤不到 10%。继续施加脉冲时，电场对正常肝脏组织的损伤达到一个迅速增加的时期。因此，治疗过程中对脉冲个数的把控十分重要。

该研究中采用的肝脏、肿瘤及血管介电参数均来自于参考文献，与实际组织参数存在一定误差，而组织介电参数的分布直接决定了内部电场分布情况。一般情况下，肿瘤电导率会大于正常组织电导率，这种电导率差异性分布导致了组织内部电场等值线的畸变，畸变程度与肿瘤和周边正常组织初始电导率及其动态变化规律相关。因此，如果能在治疗前测得患者正常组织与肿瘤组织介电参数并用于高频双极性脉冲不可逆电穿孔数值仿真计算中，将极大地提高模型计算的准确性。

从图 5.27 可以看出，随着脉冲的不断施加，肿瘤消融体积逐步增加并出现饱和，即肿瘤组织全部消融。当脉冲施加到一定个数时，正常肝脏组织以及血管会受到脉冲电场不可逆电穿孔效应的影响，并且随着脉冲的不断增加，其影响的区域逐渐增加，因此脉冲个数的优化是一个非常重要的环节。现有的实验研究中也发现，不可逆电穿孔消融阈值场强随着脉冲个数的增加而逐步降低，最终趋于稳定[5,19]。然而，目前治疗计划在脉冲个数的优化还缺乏研究，从而容易引起以下两方面可能存在的问题：①当脉冲个数偏少时，脉冲注入剂量不足以使肿瘤组织完全消融，即欠量治疗；②当脉冲个数偏多时，对正常组织造成较大伤害，即过量治疗。因此，亟须研究制定更为精确的治疗计划优化方案以确定更加准确的脉冲个数；或者，在治疗过程中可以实时监测治疗效果，在达到预定治疗目标时，实时准确地停止治疗，达到最佳的消融效果。

5.6　基于遗传算法的肿瘤组织不可逆电穿孔消融治疗计划

以消融上述三维重建的肿瘤组织为目标，运用最优化算法即遗传算法优化计算得到最佳消融脉冲参数和电极布置。数值计算中运用电导率多因素模型和动态消融判据。肿瘤组织呈现不规则形状，根据最大切面图可以看出，肿瘤在 x 方向的最大尺寸为 2.70cm，在 y 方向的最大尺寸为 1.95cm，在 z 方向的最大尺寸为 1.80cm，如图 5.28 所示。根据实测的肿瘤形状，首先预设布置四针电极，为减小 MATLAB 与 COMSOL 联合调用仿真计算的计算量，根据几何参数预先设置电极

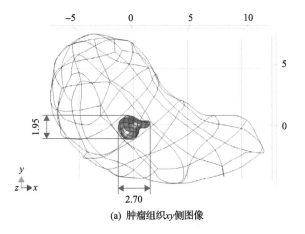

(a) 肿瘤组织 xy 侧图像

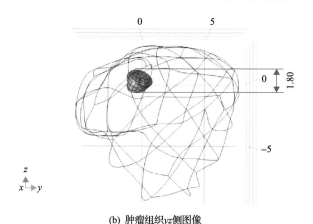

(b) 肿瘤组织yz侧图像

图 5.28　某患者三维重建组织图像（单位：cm）

初始位置，随后利用遗传算法对电极参数与脉冲参数进行更为准确的调整，结合几何形态确定最终的优化求解参数。

对于实际肿瘤组织复杂的几何结构，采用遗传算法优化图中参数，其中，x与y分别表示针电极在肿瘤组织中的实际位置，相邻电极之间的电压等级与脉冲个数分别以V与N表示，由于肿瘤组织大部分呈现球体，由此电极 1、电极 2 及电极 3 的暴露长度均设置为H_1，简化优化参数数量，而对于电极 4，由于其结构差异较大，由此暴露长度为H_2，如图 5.29 所示。

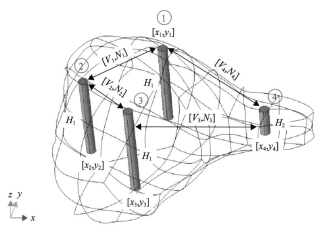

图 5.29　某患者参数优化设置示意图

经遗传算法对电极参数及脉冲参数进行优化后，某患者肝脏模型在传统不可逆电穿孔脉冲作用下的优化结果如表 5.11 所示，根据该参数对目标肿瘤组织进行消融仿真，消融作用顺序分别为 1-2→2-3→3-4→4-1，每对电极施加效果切面图如图 5.30 所示。

表 5.11　某患者肝脏模型传统不可逆电穿孔脉冲作用下参数优化结果

变量	优化值	变量	优化值	变量	优化值
V_1/V	2250	x_1/mm	0	y_1/mm	0
V_2/V	2800	x_2/mm	−7	y_2/mm	−1.8
V_3/V	2650	x_3/mm	−1.2	y_3/mm	−6.3
V_4/V	2000	x_4/mm	11	y_4/mm	1.5
N_1	90	N_3	150	H_1/mm	9
N_2	150	N_4	80	H_2/mm	3

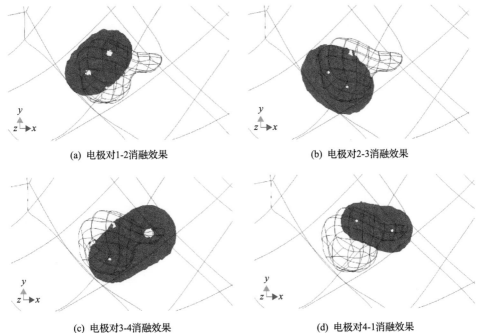

(a) 电极对1-2消融效果　　　　　(b) 电极对2-3消融效果

(c) 电极对3-4消融效果　　　　　(d) 电极对4-1消融效果

图 5.30　消融参数对电极对作用消融效果

　　由其三维组织效果图及其 xy、yz 及 zx 方向可以看出(图 5.31),肿瘤组织完全消融。根据肿瘤组织的复杂结构,电极布置并非简单对称的菱形布置,肿瘤组织带有小部分突出部分,该部分在参数优化中计算出较小暴露长度,以尽量减小对正常组织的损伤。同时,在电极 2 处肿瘤组织 z 向长度较大,由此对于电极 2 的作用电压及作用脉冲个数均较大,以实现肿瘤组织电场分布的有效覆盖。

　　同样,基于建立的高频双极性脉冲作用下多因素电导率模型与高频双极性脉冲消融判据,在遗传算法优化作用下,对于某患者的肿瘤几何模型,所得到的参数优化结果如表 5.12 所示。与传统不可逆电穿孔脉冲作用下的参数优化相比较,高频双极性脉冲消融复杂组织所施加的脉冲参数要大于传统不可逆电穿孔脉冲,与传统不可逆电穿孔脉冲优化参数一致的是,电极对 2-3 与电极对 3-4 由于肿瘤

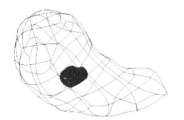

(a) *xy*方向消融效果

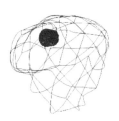

(b) *yz*方向消融效果

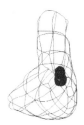

(c) *zx*方向消融效果

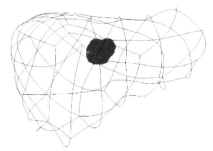

(d) 三维视图消融效果

图 5.31　某患者传统不可逆电穿孔脉冲作用消融效果图

表 5.12　某患者高频双极性脉冲作用下参数优化结果

变量	优化值	变量	优化值	变量	优化值
V_1/V	3500	x_1/mm	−3	y_1/mm	3
V_2/V	3950	x_2/mm	−6.2	y_2/mm	−4.2
V_3/V	4000	x_3/mm	1.5	y_3/mm	−5.5
V_4/V	3500	x_4/mm	11	y_4/mm	1.5
N_1	135	N_3	135	H_1/mm	9
N_2	110	N_4	105	H_2/mm	3

组织的几何特性影响，所施加电压更高，电极 4 对应较小体积的肿瘤组织优化出的电极暴露长度相对于剩余 3 根电极长度更小。根据所优化的参数结果进行仿真运算，每对电极的消融切片如图 5.32 和图 5.33 所示。

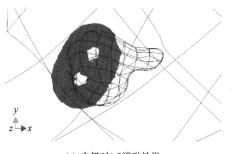

(a) 电极对1-2消融效果

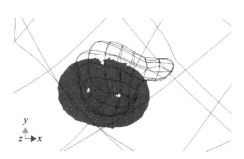

(b) 电极对2-3消融效果

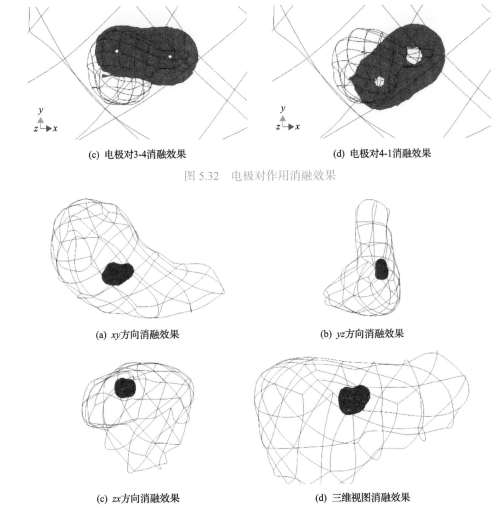

(c) 电极对3-4消融效果　　　　　　　　(d) 电极对4-1消融效果

图 5.32　电极对作用消融效果

(a) xy方向消融效果　　　　　　　　(b) yz方向消融效果

(c) zx方向消融效果　　　　　　　　(d) 三维视图消融效果

图 5.33　某患者高频双极性脉冲作用消融效果图

对于高频双极性脉冲优化参数作用下的消融效果，从其 xy、yz 及 zx 方向作用图可以看出，肿瘤组织在优化参数作用下实现完全消融。

5.7　本章小结

本章首先指出了高频双极性脉冲作用下一种新型肿瘤消融方法存在的脉冲参数优化以及治疗效果即时评估的难题。随后介绍了通过对高频双极性脉冲作用下生物组织介电性能的变化研究高频双极性脉冲作用下组织不可逆电穿孔的动态发展过程、消融效果的动态判据以及消融效果与组织阻抗特性变化之间的联系。根据电导率动态变化可实现不可逆电穿孔动态过程的数值模拟从而实现脉冲参数选择以及电极布置的优化。最后，基于实例介绍了治疗计划的制定过程。

参 考 文 献

[1] 赵亚军. 复合脉冲消融肿瘤致组织介电与阻抗特性动态变化机理及实验研究[D]. 重庆: 重庆大学, 2018.

[2] Bhonsle S P, Arena C B, Sweeney D C, et al. Mitigation of impedance changes due to electroporation therapy using bursts of high-frequency bipolar pulses[J]. Biomedical Engineering Online, 2015, 14: S3.

[3] Sano M B, Arena C B, Bittleman K R, et al. Bursts of bipolar microsecond pulses inhibit tumor growth[J]. Scientific Reports, 2015, 5: 14999.

[4] Yao C, Dong S, Zhao Y, et al. Bipolar microsecond pulses and insulated needle electrodes for reducing muscle contractions during irreversible electroporation[J]. IEEE Transactions on Biomedical Engineering, 2017, 64(12): 2924-2937.

[5] Miklovic T, Latouche E L, Dewitt M R, et al. A comprehensive characterization of parameters affecting high-frequency irreversible electroporation lesions[J]. Annals of Biomedical Engineering, 2017, 45(11): 2524-2534.

[6] Dunki-Jacobs E M, Philips P, Martin R C G. Evaluation of resistance as a measure of successful tumor ablation during irreversible electroporation of the pancreas[J]. Journal of the American College of Surgeons, 2014, 218(2): 179-187.

[7] Golberg A, Yarmush M L. Nonthermal irreversible electroporation: Fundamentals, applications, and challenges[J]. IEEE Transactions on Biomedical Engineering, 2013, 60(3): 707-714.

[8] 姚陈果, 赵亚军, 李成祥, 等. 不可逆电穿孔微创消融肿瘤技术的研究进展[J]. 高电压技术, 2014, 40(12): 3725-3737.

[9] 姚陈果, 赵亚军, 董守龙, 等. 基于阻抗谱的脉冲电场诱导兔肝脏组织不可逆电穿孔程度评估新方法的实验研究[J]. 高电压技术, 2017, (8): 2454-2463.

[10] Yao C G, Zhao Y J, Liu H M, et al. Dielectric variations of potato induced by irreversible electroporation under different pulses based on the cole-cole model[J]. IEEE Transactions on Dielectrics and Electrical Insulation, 2017, 24(4): 2225-2233.

[11] Zhao Y, Bhonsle S, Dong S, et al. Characterization of conductivity changes during high-frequency irreversible electroporation for treatment planning[J]. IEEE Transactions on Biomedical Engineering, 2018, 65(8): 1810-1819.

[12] Neal R E, Garcia P A, Robertson J L, et al. Experimental characterization and numerical modeling of tissue electrical conductivity during pulsed electric fields for irreversible electroporation treatment planning[J]. IEEE Transactions on Biomedical Engineering, 2012, 59(4):

1076-1085.

[13] Duck F A. Physical Properties of Tissues: A Comprehensive Reference Book[M]. New York: Academic Press, 2013.

[14] Pennes H H. Analysis of tissue and arterial blood temperatures in the resting human forearm[J]. Journal of Applied Physiology, 1948, 1(2): 93-122.

[15] Ibey B L, Ullery J C, Pakhomova O N, et al. Bipolar nanosecond electric pulses are less efficient at electropermeabilization and killing cells than monopolar pulses[J]. Biochemical and Biophysical Research Communications, 2014, 443(2): 568-573.

[16] Hernández-Balaguera E, López-Dolado E, Polo J L. Obtaining electrical equivalent circuits of biological tissues using the current interruption method, circuit theory and fractional calculus[J]. RSC Advances, 2016, 6(27): 22312-22319.

[17] Zhao Y, Liu H, Bhonsle S P, et al. Ablation outcome of irreversible electroporation on potato monitored by impedance spectrum under multi-electrode system[J]. Biomedical Engineering Online, 2018, 17: 126.

[18] Bonakdar M, Latouche E L, Mahajan R L, et al. The feasibility of a smart surgical probe for verification of IRE treatments using electrical impedance spectroscopy[J]. IEEE Transactions on Biomedical Engineering, 2015, 62(11): 2674-2684.

[19] Bhonsle S, Bonakdar M, Neal R E, et al. Characterization of irreversible electroporation ablation with a validated perfused organ model[J]. Journal of Vascular and Interventional Radiology, 2016, 27(12): 1913-1922.

[20] Grimnes S, Martinsen Ø G. Sources of error in tetrapolar impedance measurements on biomaterials and other ionic conductors[J]. Journal of Physics D: Applied Physics, 2007, 40(1): 9-14.

[21] Geselowitz D B. An application of electrocardiographic lead theory to impedance plethysmography[J]. IEEE Transactions on Biomedical Engineering, 1971, (1): 38-41.

[22] 姚陈果. 新型复合脉冲不可逆电穿孔治疗肿瘤关键技术及临床应用研究进展[J]. 高电压技术, 2018, 44(1): 248-263.

[23] Golberg A, Rubinsky B. A statistical model for multidimensional irreversible electroporation cell death in tissue[J]. Biomedical Engineering Online, 2010, 9: 1-13.

第6章　不可逆电穿孔肿瘤消融技术进展与发展趋势

6.1　引　　言

本章简要介绍不可逆电穿孔组织消融最新的研究方向及其未来可能的发展趋势，希望通过阅读本章读者能了解到不可逆电穿孔肿瘤消融技术的研究现状及主要的前景方向。

6.2　不可逆电穿孔肿瘤消融技术的进展

不可逆电穿孔肿瘤消融方法经过 20 多年的发展，已经从最初的实验室研究走向临床应用，并且其临床应用的安全有效性得到了充分验证。伴随着临床应用中发觉的新问题，涌现了大批不可逆电穿孔肿瘤消融研究新方向，其中最具代表性并获得系统研究的即高频双极性脉冲、多序列组合脉冲。本节主要介绍近年来不可逆电穿孔肿瘤消融领域其他相关方向的进展，主要包括不可逆电穿孔肿瘤消融自身疗效的改善以及不可逆电穿孔肿瘤消融与其他疗法的联合作用。

6.2.1　应用于不可逆电穿孔组织消融的新型电极

不可逆电穿孔肿瘤消融的显著优势是其非热特性，然而在治疗过程中不可避免地会在电极针附近产生焦耳热。为了尽可能减少焦耳热的影响，在治疗前确定治疗计划优化脉冲参数时即需要考虑将电极附近热效应降到最低。在为了获得较大消融区域需要施加较强脉冲参数时，Arena 等提出在电极中心添加相变材料降低温升，相变材料在吸收焦耳热的同时能够保持一段时间(时间长短与相变材料自身性质及体积相关)的温度不变，从而降低对周边组织可能造成的热损伤[1,2]。Zhao 和 Davalos 提出通过在电极中心进行吸热反应的方式吸收部分焦耳热从而降低温升，对吸热反应速度和起始时间的控制可以最大化地限制温升和电极附近的热损伤[3]。O'Brien 等采用电极中心增加水循环的方式降低电极附近温升，研究结果表明，在电极中心水冷却的条件下，达到相同不可逆电穿孔消融区域引起的温升和电流均更小[4]。此外，该团队还提出多针治疗条件下，通过优化脉冲施加电极顺序以及电极对切换之间的间隔能够有效降低温升，同时还可以增加消融效果[5]。Sano 等采用电极中心循环散热结合实时测温并通过负反馈控制温升的方式降低电极附近温升，对高强度脉冲作用下电极附近的热损伤有较为明显的缓解作用[6]。

Sano 等还提出采用类似射频的单针电极与表面电极相配合的电极布置方式，通过采用一次布针获得较为规则的球形消融区域，可以简化由多次布针带来的治疗复杂度并降低消融形态预测难度[7]。

6.2.2　协同纳米材料增强不可逆电穿孔疗效

不可逆电穿孔依靠高电压脉冲形成的高场强区域实现细胞膜的不可逆电穿孔（不可逆电击穿），然而在相关应用中，为了降低高电压可能给操作者带来的不安全因素，研究人员尝试研究一种施加相对较低的脉冲电压，同时期望在目标区域仍能够产生高场强大范围的消融区域的方式。Zu 等在采用电穿孔技术进行基因转染研究时，通过在电穿孔液中添加导电纳米金粒子的方式使电场畸变，使得细胞附近电场足够高而产生有效电穿孔，此研究结果发现添加纳米粒子后，基因转染效率显著提高，但为了达到理想的增强效果，对添加的纳米粒子尺寸、浓度以及不同粒子的混合比例都有一定的要求[8]。Davalos 等在电穿孔溶液中添加高导电性的金纳米颗粒也进一步发现，游离的、裸露的金纳米颗粒可以降低电穿孔溶液的电阻，增强细胞的局部场强，而靶向的金纳米颗粒可以附着在细胞膜表面，作为一个虚拟的微电极，从多个位点增强细胞膜表面的电穿孔作用，从而达到增加不可逆电穿孔组织消融的效果[9,10]。这种将纳米粒子和电穿孔技术相结合的概念，或许可进一步刺激体内和体外生物医学研究和应用，尤其是以电穿孔为原理的生物医疗技术领域，包括不可逆电穿孔组织消融技术的疗效增强以及个性化医疗治疗策略。然而，在不可逆电穿孔肿瘤消融中添加纳米粒子的在体实验的可操作性、效果的可控性以及临床应用的可行性还需要进一步的论证研究。

6.2.3　协同电化学反应增强不可逆电穿孔疗效

不可逆电穿孔技术依靠两根相对平行的电极插入病灶区释放能量来消融局部组织。临床应用中需要根据患者病灶大小来布置电极阵列，实现肿瘤区域的有效电场全覆盖。对于直径为 3cm 以下的实体，通过两针电极则可满足治疗需求，但若患者病灶区远远大于这个尺寸，往往需要三根甚至更多电极才能完全覆盖病灶区域，大大增加了治疗过程的操作复杂度，提高单对电极作用的有效消融范围则显得十分重要。不可逆电穿孔联合电化学反应（或电解反应）协同增加不可逆电穿孔疗效的思路则顺势被提出。在直流电场作用下，电极与生物组织会发生电解反应，产生有毒离子并能改变肿瘤组织生长环境的酸碱平衡，从而杀伤肿瘤细胞。在脉冲电场作用后，细胞膜会产生电穿孔，此时再施加直流作用导致电解反应，则会改变细胞生存环境并使得电解产生的有害粒子通过电穿孔进入细胞内部从而诱导细胞快速死亡，达到增加对肿瘤细胞杀伤的目的。美国加利福尼亚大学伯克利分校 Rubinsky 教授等发现电穿孔与电解协同作用后能够高效地杀死细胞，从而有效地消融组织[11]。Phillips 等以大鼠肝脏组织为实验对象，分别研究直流电产生的电解反应、脉冲电场产生的电穿孔效应以及二者联合作用下组织消融效果，研究结果表明两者联合作用能够显著增强组织杀伤效果[12]。随后 Stehling 等以实验猪肝脏组织为实验对象，研究电穿孔与电解协同作用的消融效果，研究结果表明，单独施加直流电产生电解时，在电解附近区域产生较小的消融区域；单独施加低剂量可逆电穿孔脉冲时，由于脉冲参数较弱，无法产生明显的消融区域，但是先施加电穿孔脉冲，再施加直流电参数，其消融区域显著扩大，表明虽然可逆电穿孔单独作用不能消融生物组织，但是与电解反应联合作用却能够扩大消融区域[13]。尽管目前电穿孔协同电化学反应增加不可逆电穿孔的疗效已在小鼠和临床前大动物实验中得到验证，但其内在作用机制、协同作用的参数和方式以及临床应用的安全有效性还需要进一步深入系统的探究。

6.2.4 不可逆电穿孔联合免疫疗法

不可逆电穿孔肿瘤消融激活的机体系统免疫响应是不可逆电穿孔肿瘤消融技术的另一热点研究领域。不可逆电穿孔、物理热消融、手术以及放疗均属于肿瘤的局部消融，主要针对有相对较为清晰边界的孤立的原位肿瘤或转移瘤，对于已经浸润到正常组织中的肿瘤治疗效果欠佳。然而，通过激活系统免疫响应，释放休眠中的抗肿瘤 T 细胞的免疫疗法则可以系统地杀死体内残留肿瘤细胞，大大提高肿瘤治疗效果与治疗效率。对任何一种肿瘤消融方法，广大研究人员都会关注其能否有效激发机体免疫响应从而实现机体自主清理肿瘤残余，放疗、射频、微波和聚焦超声波等均能在一定程度上激发机体免疫应答[14]，但是最新研究发现，不可逆电穿孔相较于热疗法以及冷冻疗法，释放出了更多的蛋白与抗原(TRP-2)，在激活 T 细胞方面，不可逆电穿孔同样比热疗和冷冻疗法表现出更多的优势[15]。He 等研究了不可逆电穿孔消融局部晚期胰腺癌后的免疫调节作用，研究发现不可逆电穿孔脉冲治疗后 CD4+T 细胞、CD8+T 细胞、NK 细胞、IL-2、C3、C4 和 IgG(免疫球蛋白 G)会先短暂性减少随后则稳定增加，CD8+T 细胞的增加与生存率的提高正相关，因而可将 CD8+T 细胞含量作为预后评估指标之一[16]。Scheffer 等在采用不可逆电穿孔消融局部晚期胰腺癌发现系统调节性 T 细胞(Treg)短暂下降，同时激活的 PD-1(程序性死亡受体 1)+T 细胞水平短暂上升，说明不可逆电穿孔治疗后肿瘤相关免疫抑制得到缓解[17]。Zhao 等研究了不可逆电穿孔与 anti-PD-1 免疫检查点阻断剂协同作用于胰腺导管腺癌小鼠模型，结果显示二者联合作用显著提高了实验鼠的存活周期[18]。可见不可逆电穿孔激发的免疫应答以及不可逆电穿孔与免疫疗法协同作用展现出了良好的应用前景，是目前不可逆电穿孔肿瘤治疗的热点领域。

6.2.5　不可逆电穿孔联合其他肿瘤疗法

不可逆电穿孔肿瘤消融除了作为一种主要的肿瘤消融方式，还可以作为其他传统治疗方法的重要补充。由于其非热消融以及保全重要器官结构的优势，可以用于消融热疗法难以有效作用的循环系统附近以及治疗较为困难结构附近的肿瘤组织。Huang 等采用化疗与不可逆电穿孔相结合的方式消融局部晚期胰腺癌，实验结果发现二者相结合的治疗方式能进一步延长患者生存时间[19]。Sano 等发现采用射频与复合脉冲不可逆电穿孔相结合能够提高肿瘤细胞杀伤效果[20]。Yadollahpour 等同样发现了射频疗法可以进一步提高细胞电穿孔效果[21]。

6.3　不可逆电穿孔肿瘤消融技术的发展趋势

6.3.1　不可逆电穿孔临床肿瘤治疗的可视化与疗效评估

肿瘤消融效果的实时可视化呈现是衡量肿瘤治疗新方法用户友好性的关键指标之一。不可逆电穿孔消融肿瘤可视化是目前该方法有待改善的重要方面。虽然生物组织阻抗信息与不可逆电穿孔消融效果存在联系，但是如何实现阻抗快速、准确测量并将其与消融效果的联系以可视化的方式实时展现是未来需要解决的关键问题。Bonakdar 等提出采用治疗电极装置薄膜式阻抗传感器的方式实时测量生物组织阻抗谱以实现疗效的监测，然而高压脉冲信号对微传感器的影响以及信号的稳定性仍有待进一步研究[22]。在高压脉冲作用间隔期间施加小信号测量生物组织阻抗信息也有望成为一种有效方法，但是这对脉冲源的稳定性与可靠性提出了更高的要求[23,24]。此外，探索可以实时准确反映治疗效果的其他新方法也是重要的研究方向。将疗效实时评估与治疗计划有机结合动态控制消融效果，根据反馈获得的治疗效果实时调整治疗脉冲参数，使得消融效果朝期望的目标发展，避免"过量"或"欠量"治疗，实现治疗全过程的自动化与智能化是不可逆电穿孔肿瘤消融治疗技术自身发展的重要目标之一。

6.3.2　不可逆电穿孔肿瘤消融的联合治疗

随着不可逆电穿孔疗法临床应用的不断推进，应用过程中会不断面临新的挑战，如何有效解决实际应用中的难点问题成为不可逆电穿孔肿瘤消融今后研究的重点方向之一。此外，不可逆电穿孔疗法与传统疗法、热疗法的联合使用发挥各自优势也已成为一个新的研究方向，电场在体内的迅速衰减，导致不可逆电穿孔能够消融的肿瘤尺寸有限，因而与传统疗法或热疗法结合可以有效解决肿瘤消融的尺寸限制。

不可逆电穿孔激发的机体免疫响应成为有待突破的重点方向，免疫响应的引入可以实现对无法直接观测到的浸润在体内的肿瘤细胞的杀伤，对于抑制肿瘤的复发和转移具有重要价值。目前对于不可逆电穿孔与免疫效应之间的联系仍处于前期实验探索阶段，不同个体免疫水平有所差别、不同的脉冲电场参数能够激发的免疫效应也各不相同，因而各个环节之间的联系还不甚明朗，仍需要广大研究人员投入大量的研究精力，寻求不可逆电穿孔肿瘤治疗新的突破。

6.4　本章小结

本章介绍了不可逆电穿孔肿瘤消融在自身完善与发展以及与其他方法联合使用等方面的研究进展，表明不可逆电穿孔在肿瘤消融研究领域不断完善持续发展的良好态势。随后，结合不可逆电穿孔临床应用中面临的相关问题和研究进展，作者从不可逆电穿孔临床应用中亟须解决的疗效可视化和联合疗法机理及其策略研究两方面总结了该技术的发展趋势，期待与领域内专家协同攻关，共同推进不可逆电穿孔肿瘤消融技术的深度临床应用。

参 考 文 献

[1] Arena C B, Mahajan R L, Rylander M N, et al. Phase change electrodes for reducing joule heating during irreversible electroporation[C]. Summer Bioengineering Conference, American Society of Mechanical Engineers, Fajardo, 2012: 473-474.

[2] Arena C B, Mahajan R L, Rylander M N, et al. Towards the development of latent heat storage electrodes for electroporation-based therapies[J]. Applied Physics Letters, 2012, 101(8): 083902.

[3] Zhao Y, Davalos R V. Development of an endothermic electrode for electroporation-based therapies: A simulation study[J]. Applied Physics Letters, 2020, 117(14): 143702.

[4] O'Brien T J, Bonakdar M, Bhonsle S, et al. Effects of internal electrode cooling on irreversible electroporation using a perfused organ model[J]. International Journal of Hyperthermia, 2018, 35(1): 44-55.

[5] O'Brien T J, Lorenzo M F, Zhao Y, et al. Cycled pulsing to mitigate thermal damage for multi-electrode irreversible electroporation therapy[J]. International Journal of Hyperthermia, 2019, 36(1): 953-963.

[6] Sano M B, Fesmire C C, Petrella R A. Electro-thermal therapy algorithms and active internal electrode cooling reduce thermal injury in high frequency pulsed electric field cancer therapies[J]. Annals of Biomedical Engineering, 2020, 49(1): 191-202.

[7] Sano M B, Fan R E, Hwang G L, et al. Production of spherical ablations using nonthermal irreversible electroporation: A laboratory investigation using a single electrode and grounding pad[J]. Journal of Vascular and Interventional Radiology, 2016, 27(9): 1432-1440.

[8] Zu Y, Huang S, Liao W C, et al. Gold nanoparticles enhanced electroporation for mammalian cell transfection[J]. Journal of Biomedical Nanotechnology, 2014, 10 (6): 982-992.

[9] Davalos R V, Rylander M N, Christopher B. Irreversible electroporation using nanoparticles[P]. Google Patents, 2013.

[10] Rolong A, Prokop K J, Davalos R V. Impact of the use of nanoparticles on electric field distribution during irreversible electroporation treatments: Can the lesion be enhanced beyond ire margin? [C]. The 6th European Conference of the International Federation for Medical and Biological Engineering, Dubrovnik, 2015: 793-796.

[11] Rubinsky B, Gunther E, Botea F, et al. Minimally invasive, non-thermal tissue ablation with a single exponential decay electrolytic electroporation waveform[J]. Journal of Translational Medicine and Research, 2016, 21 (4): 247-252.

[12] Phillips M, Raju N, Rubinsky L, et al. Modulating electrolytic tissue ablation with reversible electroporation pulses[J]. Technology, 2015, 3 (1): 45-53.

[13] Stehling M K, Guenther E, Mikus P, et al. Synergistic combination of electrolysis and electroporation for tissue ablation[J]. PLoS ONE, 2016, 11 (2): e0148317.

[14] Stam A G, de Gruijl T D. From Local to Systemic Treatment: Leveraging Antitumor Immunity Following Irreversible Electroporation[M]. Berlin: Springer, 2018.

[15] Shao Q, O'Flanagan S, Lam T, et al. Engineering T cell response to cancer antigens by choice of focal therapeutic conditions[J]. International Journal of Hyperthermia, 2019, 36 (1): 130-138.

[16] He C, Wang J, Sun S, et al. Immunomodulatory effect after irreversible electroporation in patients with locally advanced pancreatic cancer[J]. Journal of Oncology, 2019, (5): 1-13.

[17] Scheffer H J, Stam A G, Geboers B, et al. Irreversible electroporation of locally advanced pancreatic cancer transiently alleviates immune suppression and creates a window for antitumor T cell activation[J]. Oncoimmunology, 2019, 8 (11): 1652532.

[18] Zhao J, Wen X, Tian L, et al. Irreversible electroporation reverses resistance to immune checkpoint blockade in pancreatic cancer[J]. Nature Communications, 2019, 10: 899.

[19] Huang K W, Yang P C, Pua U, et al. The efficacy of combination of induction chemotherapy and irreversible electroporation ablation for patients with locally advanced pancreatic adenocarcinoma[J]. Journal of Surgical Oncology, 2018, 118 (1): 31-36.

[20] Sano M B, Volotskova O, Xing L. Treatment of cancer in vitro using radiation and high-frequency bursts of submicrosecond electrical pulses[J]. IEEE Transactions on Biomedical Engineering, 2018, 65 (4): 928-935.

[21] Yadollahpour A, Rezaee Z, Bayati V, et al. Radiotherapy enhancement with electroporation in human intestinal colon cancer HT-29 cells[J]. Asian Pacific Journal of Cancer Prevention, 2018, 19 (5): 1259-1262.

[22] Bonakdar M, Latouche E L, Mahajan R L, et al. The feasibility of a smart surgical probe for verification of IRE treatments using electrical impedance spectroscopy[J]. IEEE Transactions on Biomedical Engineering, 2015, 62(11): 2674-2684.

[23] López-Alonso B, Sarnago H, Lucía O, et al. Real-time impedance monitoring during electroporation processes in vegetal tissue using a high-performance generator[J]. Sensors, 2020, 20(11): 3158.

[24] Lorenzo M F, Bhonsle S P, Arena C B, et al. Rapid impedance spectroscopy for monitoring tissue impedance, temperature, and treatment outcome during electroporation-based therapies[J]. IEEE Transactions on Biomedical Engineering, 2021, 68(5): 1536-1546.